心灵花园·沙盘游戏与艺术心理治疗丛书
主编 申荷永

沙盘游戏三部曲
意象、关系与神秘

Sandplay in Three Voices
Images, Relationships, the Numinous

凯·布莱德温（Kay Bradway）

[美] 露西娅·钱伯斯（Lucia Chambers）　　/ 著

玛丽亚·埃伦·基亚亚（Maria Ellen Chiaia）

张　敏　范红霞 / 译

中国人民大学出版社
·北京·

"心灵花园·沙盘游戏与艺术心理治疗丛书"编委会

华人心理分析联合会

华人沙盘游戏治疗学会   **策划出版**

广东东方心理分析研究院

澳门基金会（澳门城市大学心理分析与沙盘游戏研究项目）

广州市教育科学"十一五"规划课题（项目编号10C034）   **资助与支持**

主编： 申荷永

顾问： Ruth Ammann(瑞士)　Harriet Friedman(美国)

编委： 刘建新　高　岚　范红霞　张　敏　陈　侃

王求是　李江雪　李春苗　江雪华　冯建国

徐维东　蔡成后　项锦晶　柳蕴瑜　宋　斌

Eva Pattis Zoja　Paul Kugler　Rie Rogers Mitchell

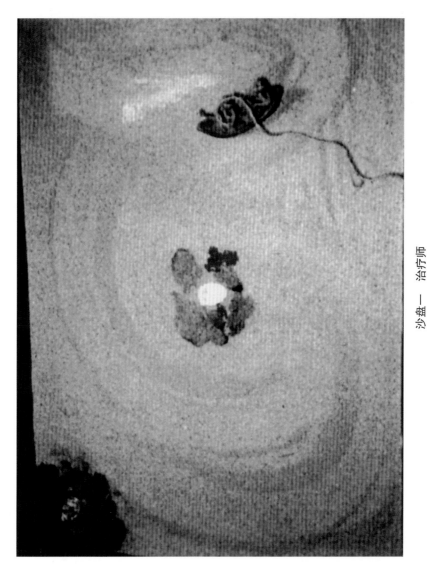

沙盘一 治疗师

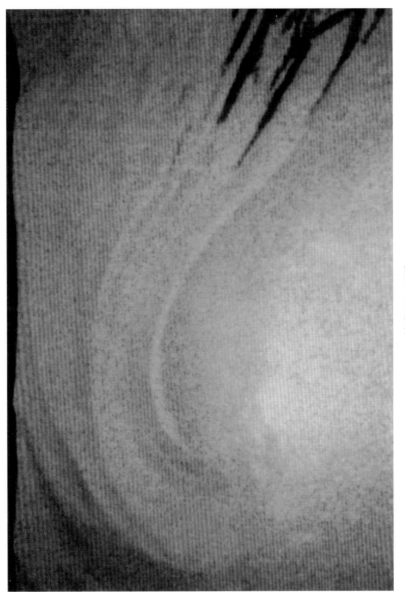

沙盘二　沉默

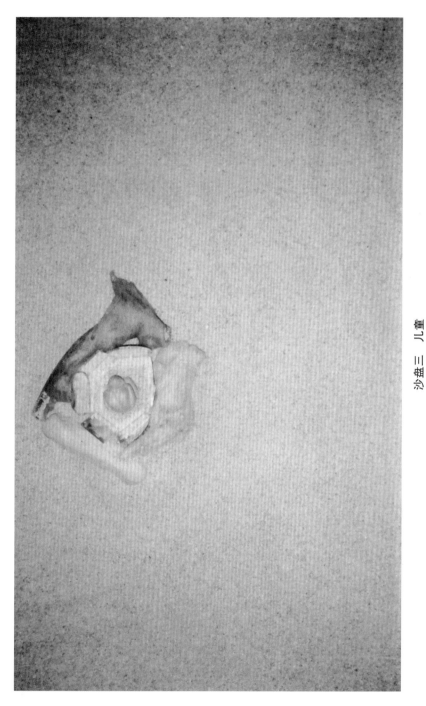

沙盘三　儿童

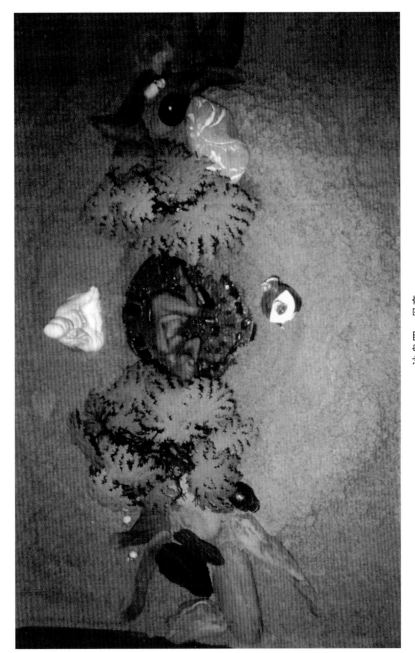

沙盘四 母亲

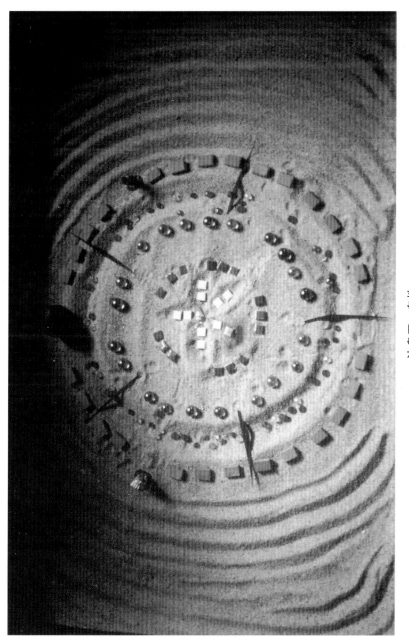

沙盘五　自性

沙盘六　阴影

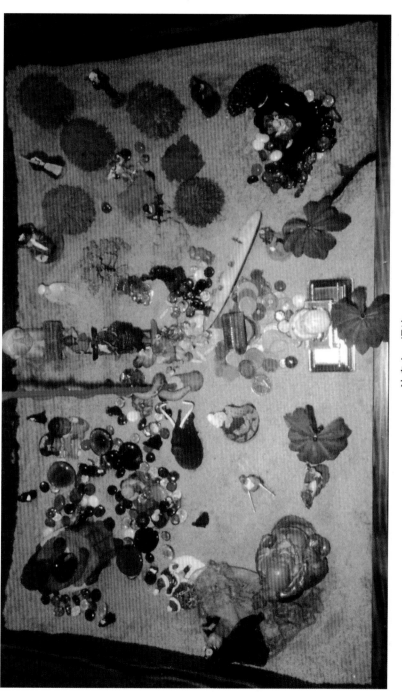

沙盘七 混沌

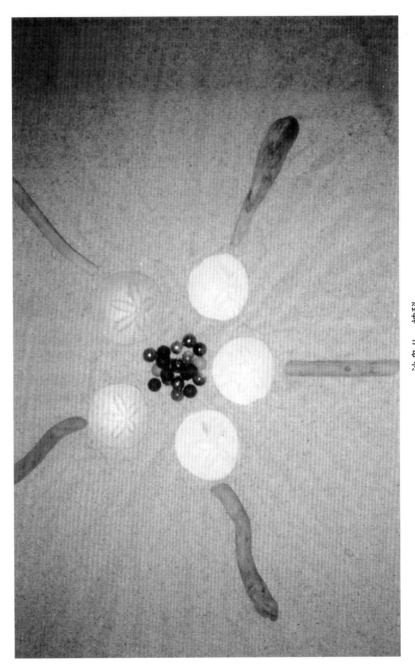

沙盘八　神秘

总　序

　　"一沙一世界，一花一天堂。手中拥有无限，刹那便成永恒。"威廉·布莱克这首《天真的预兆》（Auguries of Innocence），是沙盘游戏与表达性艺术疗愈的写照。在我们看来，艺术关乎心灵，艺术中包含着人类古朴的心智，沙盘中展现出美妙的心灵花园，这便是沙盘游戏与表达性艺术疗愈的生动意境。把无形的心理与心灵以某种适当的象征性方式呈现出来，从而获得治疗与治愈、创造与发展以及自性化的体验，便是沙盘游戏与表达性艺术疗愈的无穷魅力和动人力量之所在。

　　"心灵花园·沙盘游戏与艺术心理治疗丛书"是国内首次系统介绍沙盘游戏的一套著作，在国际分析心理学会（International Association for Analytical Psychology，IAAP）、国际沙盘游戏治疗学会（International Society for Sandplay Therapy，ISST）、华人心理分析联合会（Chinese Federation for Analytical Psychology，CFAP）、华人沙盘游戏治疗学会（Chinese Society for Sandplay Therapy，CSST）、广东东方心理分析研究院、澳门基金会、澳门城市大学心理分析研究院的支持下完成。丛书的缘起始于 2002 年第二届"心理分析与中国文化国际论坛"，哈里特·弗里德曼（Harriet Friedman）和伊娃·帕蒂丝·肇嘉（Eva Pattis Zoja）等国际著名沙盘游戏治疗师以"沙盘游戏治疗"为主题，在广州珠岛宾馆做了三天的会前工作坊，开始了国际沙盘游戏治疗学会在中国的正式培训。

　　2003 年，在美国西雅图第 17 届国际沙盘游戏治疗大会期间，国际沙盘游戏治疗学会及美国沙盘游戏治疗师学会（Sandplay Therapists of America，STA）的主要负责人专门组织了"沙盘游戏在中国的发展"研讨，其中就确定了本丛书的选题和工作计划以及丛书编委会的组成。作为丛书主编，很荣幸能邀请到凯·布莱德温（Kay

Bradway）、黑格曼（Gretchen Hegeman）、哈里特・弗里德曼、茹思・安曼（Ruth Ammann）、伊娃・帕蒂丝・肇嘉、瑞・罗杰斯・米切尔（Rie Rogers Mitchell）、乔西・考宁汉（Joyce Cunningham）等加入我们的工作。

　　选入丛书的作品，都是沙盘游戏治疗的经典作品，包括哈里特・弗里德曼和瑞・罗杰斯・米切尔的《沙盘游戏：过去、现在与未来》、茹思・安曼的《沙盘游戏中的治愈与转化：创造过程的呈现》以及伊娃・帕蒂丝・肇嘉的《沙盘游戏与心理疾病的治疗》等。丛书中译著的译者队伍基本上由心理分析与沙盘游戏方向的博士和硕士组成，他们都具有沙盘游戏的实践体验，都曾参加过国际沙盘游戏治疗学会认可的专业培训。

　　沙盘游戏从创意的产生到正式创建，再到国际学会的成立及在全世界具有广泛影响，几乎已有了百年的历史，在百年的历程中也获得了自身的发展与成熟。在我们的理解中，沙盘游戏不仅是心理分析的重要方法和技术，也是心理分析理论的重要发展。在中国文化的基础上，我们曾把心理分析的目标阐释为三个层面：安其不安与心理治疗、安其所安与心理教育和安之若命与心性发展，三者合而为一方为完整的心理分析。沙盘游戏也是如此，它不仅是一种心理治疗的方法，能够广泛地适用于诸多心理疾病的治疗，也是一种心理教育的技术，能够在培养自信与人格、发展想象力和创造力等方面发挥积极的作用；同时，以整合意识与无意识为目标的沙盘游戏，可以促进自性的成长和心性的发展，从而获得真实的自性化体验。

申荷永

华人心理分析联合会会长

华南师范大学、澳门城市大学教授

国际分析心理学会心理分析师

国际沙盘游戏治疗学会沙盘游戏治疗师

2014 年 8 月

前　言

　　本书由三位女性合著，她们共同分享了她们实践沙盘游戏治疗艺术的使命感。她们也明显热爱理论，就像古老的炼金术士一样，她们的工作和艺术是理论与实践的复杂结合。单纯探讨理论或实践，会自动地把另一方考虑在内。作者选择了一种独特的方式来讨论其理论和实践。她们用言语创造了自己的沙盘游戏：她们首先共同用言语做了一个沙盘，即参与到"三部曲"的探讨当中，然后她们根据自己对之前的"三部曲"的个人反应，分别用言语创造了自己的"沙盘"。这是一场丰富的思维酝酿，充满了实用的信息和深邃的智慧，值得我们深思熟虑。

　　翻阅本书的内容，让我想起了35年前我和两个朋友尝试过的"三部曲"探讨。我们三人正处于进入医学院的最后一年，一个晚上，我们坐下来，旁边开着录音机，互相交流在短暂而紧张的医学学习中对我们影响最大的事情。我们的谈话充满了我们共同的焦虑和恐惧，因为我们在日常工作中遭遇了极大的身心痛苦。对于医学的艺术和实践，我们当时是非常陌生的，所以年轻时的那次交流，表现出的是我们的严肃性、我们的使命感的深度以及我们在这方面的经验不足。本书中，三位成熟的女性同样在进行"三部曲"的探讨——只是她们每一位都在已经实践了沙盘游戏的艺术许多年之后才进行了这样的探讨。在这场"三部曲"探讨中，她们表现出的是她们的严肃认真、使命感的深度和经验。这两个"三部曲"之间的联系在于，人们不会费心地关注这样的对话，除非这些话对他们来说非常重要，他们有一种"使命感"，要将其传递给他人。

　　另外两个联想把我的记忆中的"三部曲"与本书中的"三部曲"

联系在一起。本书中有很多的"嗯""是""对"或"没错",以及类似的表达肯定的嗯哼声,就像在我与医学学生同行交谈的录音带中出现的一样。很难让这些发自肺腑的表示同意的话语在文字文本中变得鲜活起来——但我知道从我自己的经验来看,每一个"嗯哼"对读者而言都是非常重要的提示,虽说有时是略显尴尬的回复。就像所说的东西在听者内心引发了深深的共鸣,读者的内心也会产生深深的共鸣。请关注本书中出现的"嗯哼",它们表示重要的、共享的经验的和弦正在奏响。

我另外想到的两个"三部曲"之间的关联就是对"珠玉"的搜寻,就像寻找复活节彩蛋一样。作为医学生,我们常常带着我们小小的黑皮书四处逛巡,那是我们用来写"珠玉之语"的。所谓"珠玉",是那些实际的临床智慧中非常有用的东西,除了在病房、在主治医生的身后,其他任何地方都找不到。"珠玉"是那些年纪较大、经验丰富的临床医生从实践中搜集到的珍宝,在他们巡视病房时会传递或"掉落"。这让我想到,这是一本关于沙盘游戏疗法的"珠玉"之作。

这些珠玉在意想不到的时刻掉落,经常会让读者措手不及,比如说,会有明显是自发的、事先并没有计划好的关于沙盘游戏治疗师在面谈的时候如何处在最佳的位置的"三部曲"探讨。我想再次提醒读者,要时刻关注那些"珠玉",它们在本书中随处掉落,很容易被忽略。事实上,在试图把这本书放在读者的语境中时,我想到的最好的类比,就是把它看作我们作为医学院的学生所保存的"珠玉"之书,我们把所有难以捉摸但必不可少的如珠玉般的知识汇聚在一个地方,那是在关乎生死的事业中生存下来所需要的知识——但是,本书所提供的珠玉是最高等级的。这并不是一本告诉你"如何去进行"沙盘游戏治疗的书,也不是一本关于技术的书,而是一本关于沙盘游戏疗法的"珠玉"之书。

最后谈一下关于本书的性质的反思和联想。在阅读手稿时,我脑海中不断浮现出"特拉普提"(*therapeutae*,意为治愈者)这个词。我不记得特拉普提是谁或者是什么——但是我一直在想,这本书的作者就是特拉普提。于是我搜索了 *therapeutae* 这个词,发现在古老的文本《论凝思的生活》（*De Vita Contemplativa*）中有所提及，这一文本是斐洛所著，创作于公元 30 年：

> 他们被称为 *therapeutae* 和 *therapeutrides*，因为他们声称精通某种治疗技能，它比城邦中所通行的治疗方法更好，后者只能治愈身体上的疾病，它则同时针对积郁成疾的灵魂，以及可谓难以治愈的顽症，这些顽症是由享乐、欲望、忧愁、恐惧，由贪婪、愚昧、不义和其他数不胜数的情欲和邪恶引起的。这名称的另一个意思就是"敬拜"，因为人的本性和神的律法都教导他们，使他们知道要敬拜那存在，他比善者更良善，比太一更纯洁，比单一体更基本。在那些自称虔诚的人中间，有谁能与这些人相提并论呢？有些人尊敬宇宙的基本元素——土、水、气、火，这些元素在另外的民族有另外的名字：火的名字叫赫菲斯托斯（*Hephaestus*），因为它能点燃；气的名字叫赫拉（*Hera*），因为它能升起来，升到高处；水叫波塞冬（*Poseidon*），可能因为它可以饮用；而土被称为得墨忒耳（*Demeter*），因为它显然是一切动植物的母亲。①

人类的治疗派别，一直被教导要不间断地观看，其宗旨可能是看到永生的上帝，并可能会路过太阳，那是外在的感官可以看到的太阳，从未离开这一通往完美幸福的秩序。但是，那些把自己奉献给这种敬拜的人，不是因为他们受到习俗的影响而这样做，也没有受到任何特定的人的劝告或推荐，而是因为他们被某种神圣的爱所主导，听凭热情的指引，就像酒神节或科律班忒斯（corybantian）神秘仪式上的众多欢宴者一般行事，直到他们看到了自己一直诚挚渴望的对象。

这是一本由三位女性撰写的现代著作，就像古代凝思的特拉普提一样，分享了她们作为沙盘游戏治疗师的使命感。她们充满激情，知

---

① 译文选自石敏敏所译《论凝思的生活》（中国社会科学出版社，2018）247－248页。有部分修改。——译者注

识渊博，并且仍在探问有关其理论和实践的所有重要的基本问题。她们的问题和对她们的使命感的持续好奇，不应被视为对她们的传统价值的质疑或怀疑。她们"知道"这是一项很好且有价值的工作，而本书反映了她们对于其使命感的关心和了解的深度。

托马斯·辛格（Thomas Singer）

沙盘游戏三部曲：意象、关系与神秘

致 谢

我们的感激之情集中在我们的老师和导师多拉·卡尔夫身上。是她引导着我们三个人，以不同的方式、在不同的时间，开始了我们的旅程，并最终促成了本书的写作。她一直是治疗师、老师、导师和同事。她以神奇的方式把理论、智慧和灵感结合在一起！

多位同事鼓励我们写作本书。我们特别要感谢约翰·比毕（John Beebe）和哈里特·弗里德曼（Harriet Friedman）的鼓励和帮助。

我们衷心感谢乔西·考宁汉（Joyce Camuyrano Cunningham），她编辑了所有章节，并以其他各种方式帮助我们——总是带着欢乐的气氛。我们认为她是我们的队友。

我们将最真挚的感谢献给多位沙盘游戏者，他们的沙盘游戏过程对我们的学习、对我们对于人类心灵的敬畏，以及现在对本书，都做出了贡献。

感谢你们所有人。

凯

露西娅

玛丽亚

导　言

　　本书不是一本关于沙盘游戏"怎么做"的书。关于如何做沙盘游戏，已有其他几位作者的著作论及，包括提出沙盘游戏疗法并创立国际沙盘游戏治疗学会的多拉·卡尔夫（Dora Kalff，1980，2003）、埃丝特尔·温瑞卜（Estelle Weinrib，1983）和美国沙盘游戏治疗师学会的联合创始人凯·布莱德温（Kay Bradway & Barbara McCoard，1997）。

　　本书也没有介绍沙盘游戏的发展背景或历史。这一主题已由米切尔和弗里德曼（Rie Rogers Mitchell & Harriet Friedman，1994）出版的著作所涵盖。

　　没错，本书不关注沙盘游戏的实践或历史。本书关注的是沙盘游戏治疗的一些基本要素，其实，所有深度治疗方法的基本要素，我们都在致力于更充分地理解它们。那些不采用沙盘游戏的治疗师会发现，我们的探索和斗争与他们自己的困惑和经验有一致之处。荣格学派的治疗师会发现一些熟悉的参考文献和熟悉的语言。正是荣格激发多拉·卡尔夫发展出沙盘游戏疗法。当卡尔夫把从玛格丽特·洛温菲尔德（Margaret Lowenfeld）的"沙子王国"（Sand Worlds）的教学中学到的知识融入荣格学派的理论时，她意识到来访者的一系列沙盘遵循荣格提出的自性化的过程。在发展沙盘游戏疗法的过程中，卡尔夫运用了荣格学派的原理。沙盘游戏是一种非言语的疗法，使用沙盘、水和沙具，这些都由一位共情的治疗师所提供；治疗师鼓励来访者在沙盘中创作任何想要的场景，而不进行干预或给出解释。言语治疗被用作沙盘游戏的辅助手段，或沙盘游戏作为言语治疗的辅助手段，但是两者保持彼此分离，甚至在某些情况下，由两位不同的治疗师来进行。

本书是从关于沙盘游戏的不同方面的非正式对话演变而来的。我们渐渐明白，在沙盘游戏中，有一个潜在的方面没有得到应有的关注，那就是关系的重要性。当然，有治疗师和来访者之间的关系；然而，还有治疗师和来访者各自与沙子之间的关系；他们各自与自己的无意识和对方的无意识之间的关系；他们与各自的阴影被遗忘的那一面之间的关系；他们与神秘的、灵性的、超越自己之事物之间的关系，在那里，两者之间才能达成自性的联结。

我们想要了解这些联结的意义。不仅仅是单一的意义，而且是多种深层次的意义；这些意义从个人层面来说，对我们每一个人都是非常重要的。我们开始认识到，我们对所有深度疗法之基础的理解，正在被我们的对话和我们共同的探索所激发。我们的共同点备受珍视，但我们的分歧之处也是启发良多。一路走来，我们想到，让别人看到、体验一下我们的一些深思熟虑的观点，可能是有帮助的。也许我们应该合著一本书。

为了测试一下合作的可能性，我们三人于 2001 年在圣达菲举办的美国心理学会第 39 分会（精神分析分会）大会上举行了一个小组讨论会。我们完全独立地做了报告，发现我们不仅互相尊重各自的差异，而且从差异中学到了许多。

最初的问题在于决定在多样的主题中，哪些主题值得重点关注。我们特别聚焦在多个主题中关系的普遍重要性方面。但我们的指导方针并不是僵化的。我们将关注的主题的最终选择范围缩小到以下方面：治疗师、沉默、儿童、母亲、自性、阴影、混沌和神秘。为了分享我们实际的过程，我们录制了关于这些主题的对话。我们对转录的对话的编辑是共同完成的，主要包括删除过多的重复的话语和偏离主题的闲谈。对于我们的三方对话，我们更贴切地称之为"三部曲"，表明了我们在处理和试图理解每个主题的本质和多个层面上的斗争。当我们袒露我们的个人想法和个人经验的时候，它们反映了我们的一致和分歧。

当我们继续就本书的写作进行合作的时候，我们认识到彼此有很大的差异：最大年龄差有 40 岁，家庭和宗教背景不同，写作风格也不同。我们极为重要的共同点是我们都接受过几年的荣格学派心理分析，而且我们在第一次接触沙盘游戏时都如此兴奋激动：凯在听多拉·卡尔夫做关于一个小男孩的沙盘游戏的讲演之后，感觉自己"完全被打开了"；露西娅在她的分析师介绍她使用沙盘作为言语分析的辅助时，感觉那"就是天堂"；玛丽亚的感受则是，"我富于创意、沉默的部分，感觉被看到、被抱持，找到了表达的地方"。

我们最初对于沙盘游戏的热情与日俱增，我们多年来在我们自己的治疗工作当中，无论是与孩子还是与成人工作，都在采用沙盘游戏。

为了突出我们在风格、经验以及在处理八个主题方面上的差异，我们决定在八个主题的三部曲之后，每个人贡献一章关于主题的探讨。我们各自完成每个主题的个人探讨部分，直到完成后才就内容进行比较。我们大声朗读各自所写的内容。我们感到非常欣慰，因为我们在风格和内容上彼此极为不同，但三者的内容似乎很好地融合在了一起。

写作本书是一次自我曝光的体验，我们尽可能让自己无拘无束。我们让自己问孩童般天真无邪的普遍问题："有没有圣诞老人存在?"我们给出的答案有点荒诞不经，但我们安之若素。我们的思想很渺小，我们的思想很浩瀚。我们非常熟悉其他人的著作，参考了被广为接受的权威的理论。但是我们每个人都没有受到任何权威的约束，除了我们每个人心中的墨丘利神。

凯·布莱德温

目　录

第四部分　母　亲

第五部分　自　性

第六部分　阴　影

第七部分　混　沌

沙盘游戏三部曲：意象、关系与神秘

第八部分　神　秘

图片目录与说明

彩色沙盘图片（见书前彩图）

呈现这些沙盘图片是为了让读者对于这八个主题中的每一个在沙盘中显示出来的样子有清晰的感受。它们都选自露西娅·钱伯斯的沙盘图片集。除了第一张关于治疗师的图片在文中有所提及之外，其他主题的图片未在文中提及。

沙盘一　治疗师　　　　　沙盘五　自性

沙盘二　沉默　　　　　　沙盘六　阴影

沙盘三　儿童　　　　　　沙盘七　混沌

沙盘四　母亲　　　　　　沙盘八　神秘

第一部分

治疗师

第一章 治疗师三部曲

露西娅：有时候我会想，到底谁是来访者呢？因为沙盘室里的互动以及在沙盘中所发生的一切，对于我而言同样极具挑战性，也富有转化的意义。来访者似乎并没有关注到什么，而我却体验到了许多。有时候是能量的交换，有时候则可能是心灵的转化或转换。我真的很想知道，是他们为我而存在，还是我为他们而存在。

凯：两者皆是。这是一个很好的观点。

露西娅：那就意味着治疗师必须和来访者一样，对于转化的能量和阴影之类的事物都保持开放的态度？也许要更开放一些，您是这么认为的吗？

凯：嗯，你不能仅仅说："我将会更加开放。"或者说："我打算与我的阴影建立联系。"

露西娅：要么你已持有开放的态度，要么你还没有。

凯：这也是为什么学习沙盘游戏治疗的人需要这么多培训：它太难了。你不能讲话太多，因此你没有办法掩藏。就像与孩子们做工作，你是不能掩藏什么东西的，他们似乎都明白。只要你投入其中，你就无法掩藏。并且，如果你自己没有接受足够多的培训、足够多的治疗，你表现出的想法和感受就有可能被来访者接收，而你可能还未认识到这一点。

玛丽亚：当接受沙盘游戏治疗培训的时候，我很不喜欢的一个概念就是"见证"，即我们见证了沙盘游戏的过程。这个观点对我而言根本不合适，因为我们深受情感、身体感觉和沙中出现的意象的影响。我们不仅仅是在见证，我们还全身心地投入其中了。

凯：对的。

玛丽亚：我们全心投入。我们在回应——不仅仅是在回应，我们同时也是一种刺激物，激发了沙盘中的创造。

露西娅："见证"这一说法有点非个人化，是不是？

玛丽亚：是的，太过客观或置身事外。

凯：投入其中就像是我们和来访者一起身处一锅汤当中，而不仅仅是搅动汤的那一个。

玛丽亚：对。这让我想起，在荣格的《移情心理学》（Jung, 1966d）一书当中，有一个炼金术的意象是国王和王后在一起沐浴。对荣格而言，国王和王后就是象征意义上的治疗联盟。病人和治疗师同时身处一锅汤当中——在沐浴。

凯和露西娅：嗯。

玛丽亚：他们都是赤裸的，然后他们结合在一起之后又分开。但起初，当他们都是浑身赤裸的时候，我们能够感受到他们共同在一起，都是脆弱不堪的，同时都在转化。这让我想起荣格曾经说过的，分析或治疗并没有开始，除非病人对治疗师而言已成为一个问题。

凯：我不知道这个。

露西娅：你不知道？

玛丽亚：你不知道自己是否同意这个观点。

凯：一位未经培训的治疗师，与有着丰富的培训经历的治疗师相比，在第一次面见来访者的时候，可能会更快出现问题。我在想：如果按照荣格所说的，是不是对于未经培训的治疗师而言，治疗过程的开启会更迅速些？

露西娅：你的意思是做沙盘游戏的来访者会引发你自己的问题？

凯：激发了你的问题并投入进来，有可能。

玛丽亚：在我们与做沙盘游戏的来访者工作的同时，我们自己的问题也被激发并投入其中，以便对我们自己的无意识做工作。

凯：对，这样说更好。这样理解全心投入（engagement）就对了。但对于培训经历丰富的治疗师而言，病人不会像对于未经培训的治疗师那样，马上就成为问题。这也是我不太喜欢"问题"一词的原因。"全心投入"这个用语更好。即使没有问题存在，也能充分地体验到投入其中。但能体验到问题通常意味着你在投入其中。

玛丽亚：是的，我也喜欢"全心投入"这个词。在《移情心理学》中，荣格似乎因自己在移情方面的问题而痛苦挣扎。

露西娅：这也是一种完全不同的看待移情的方式，例如，与弗洛伊德是不一样的。弗洛伊德认为，治疗师必须完全隔绝自己对来访者的情绪反应。但我们在这里谈论的不仅仅是关于情绪反应方面的问题。我们探讨的是另一种类型的联结。

玛丽亚：这是对的，但我不想把情绪完全排除在外。

露西娅：情绪是一种信号，意味着某些事情正在发生。它是一种症状或一种——

凯：标志。

露西娅：一种标志。是的，一个路标。

凯：嗯，我在想，当心理治疗刚刚起步的时候，举个例子，珍妮特（Janet）的个案，那么与病人的关系就是治疗病人的心理病症。早期的治疗师利用催眠来改变病人。按照我的理解，荣格在早期阶段，也会采用催眠。之后，我设想，由于受到弗洛伊德的影响，他会想要完全与病人保持距离。因此，他甚至让病人写下他们的梦，但不要把梦交给他，这样他就更能与病人保持距离。

露西娅：哈！

凯：直到后来，他才改变了工作方式，我想，也就是今天我们大多数分析师工作的方式，那就是投入其中，这种投入既没有催眠病人，也没有与病人完全保持距离。

露西娅：那么这种投入，那些被牵涉其中的，这种全心投入在哪里或是如何发生的？是发生在情感层面吗？是不是？在这种全心投入当中到底发生了什么？

凯：我不知道你是不是称之为情感，但内脏——

露西娅：横膈膜，内脏——腹部（hara）？

凯：是的，日语词就是腹部，那就是全心投入之所，我们的头部也许会参与其中，但真正的深切投入，就是在腹部。但你并不会即刻到达这一地步，尽管面对某一些来访者的时候你会更快进入这一境界。

露西娅: 嗯,是的。

凯: 这是移情所导致的。来访者让你想起了某个人,那就是纯粹的移情。由于你喜欢他们,因此你可能更容易投入。或者你会不喜欢他们。

露西娅: 那么,我们谈论的是移情?是一回事吗?

凯: 不是的,并不是同一回事。我使用的词是"共同移情"(co-transference)。我认为"共同关系"(co-relationship)一词也许更好。当人们使用"移情/反移情"这一术语时,才会使用"共同移情"一词。但我想就用"共同移情"这个术语。

露西娅: 嗯,对的。

凯: 移情是一回事,但关系意味着比移情更多的东西。

玛丽亚: 这也符合我们刚刚提到的思维模式,即要脱离移情/反移情的二元对立。米切尔(Steven Mitchell)等人开创了关系心理学的整体流派(Mitchell, 1993)。而在沙盘游戏疗法中,我们也会重点关注治疗师和沙盘游戏者之间的关系。

凯: 母子关系是每个人所拥有的第一种关系,之后,就是性关系。还有许多其他类型的关系,但通常有两种基本的关系进入病人-治疗师的关系当中。

玛丽亚: 哪两种?母子?

凯: 母子关系和性关系。

玛丽亚: 恋人。

凯: 还有兄弟姊妹关系,但这是不一样的。父母——母子关系——是第一位的。而且,在治疗当中,很多时候确实会产生一种与情欲相关的关系。让这种与情欲相关的情感汇聚也许是必要的。而对这些情感的把握需要极为丰富的经验。而有些人并不想谈论这种情感。

露西娅: 嗯,是的。

凯: 我发现那些与情欲有关的情感也许存在于同性之间,也存在于异性之间。经常会有。

玛丽亚：我猜想你所说的是有这种类型的情感存在。

凯：对的。但是，需要对那种情感进行识别并予以处理。这也是我认为沙盘游戏非常有益处的原因之一。因为这些情感通常会在沙盘中表现出来，并在沙盘中得以处理。

露西娅：在沙中。

凯：你不需要牵扯进与性有关的谈话或解释当中。

露西娅：当亲密关系在自我水平（ego level）呈现时，你会遭遇问题。那么你会怎么做？但如果亲密，或关系，在其他水平，它对来访者和治疗师的心灵都会产生完全不同的影响。

玛丽亚：那么你所谈论的是哪一种水平？

露西娅：那就是我们一直在谈论的啊。

玛丽亚：呃，我一开始的想法是这种联结是象征意义上的，但它又不仅仅是象征层面的。

露西娅：不是的，它是真实的。

玛丽亚：因为它是一种真实的关系。有一个**你**，也有一个**我**：我们两个在这里，我们处于真实的关系当中。

露西娅：是的，我在想它是不是某种对自性（Self）的体验。来访者是谁以及治疗师是谁，两者汇聚在一起，有对某种完整的认可，或者说有相遇的地方。

凯：或者说有达到完整的潜能。

露西娅：是的，就是如此！有一种整体感——

凯：完整感。

露西娅：完整感。是的。我会思考，在非自我的水平，可能会有一种深远的精神上的联合（union），或一种潜在的可能性，或者说是关系内部的可能性的感觉。

凯：这是非常激动人心的。有时候它会促使治疗进行下去。但是它也会非常危险。

露西娅：它怎么会非常危险？

凯：如果治疗师经验不够丰富，他们的情感就有可能付诸行动的危险，或者他们会把情感转化为对病人的拒绝。在沙盘游戏当中，这些是可以避免的。

露西娅：对。

凯：我从经验中得知这一点。有来访者来找我做分析，他们深受其前任治疗师的伤害，因为其前任治疗师不能处理他们自己与性有关的情感。但在沙盘游戏工作当中，我没有发现类似的情况。我不知道也没有听到过类似的情况。

露西娅：然而，依然会有爱存在。

凯：噢，是的。

露西娅：而且治疗师和来访者双方都能感受到这种爱。

凯：是的，在沙盘中得以象征性地表现出来，而且双方都了解它。当爱的情感发生时，治疗师是知道的，而病人也知道。

露西娅：嗯。

凯：但它是有距离的。

玛丽亚：有距离，然而我们都深深地投入了这种深层的情感联结当中。

凯：你能再说一遍吗？我认为这非常重要。

玛丽亚：我说，沙盘游戏是有距离的联结，因为联结是在沙中表达出来的；我们受到沙盘游戏者的影响，而沙盘游戏者也与我们一起共同受到影响。我们与他们一起深深地感受到了这种联结，而他们也在体验这种联结。我们与他们一起体验联结、联合和爱的情感。

露西娅：这也是我认为它是自性的某个方面的原因。

凯：因为它是一种完整的体验。

玛丽亚：是的，确定无疑。

凯：是的。

玛丽亚：还有联合。我思考它的时候，把它视为在自性水平的相遇。

凯：治疗师必须能够在沙盘中识别它，同时不会受到它的威胁。

露西娅：或者在它没有出现时也能够发现这一点。这就是会诊（consultation）的价值。

凯：是的，在会诊的时候，我听到有人说他们会有情欲方面的情感，而在一个被接纳和包容的地方来探讨这方面的情感，很有帮助。

玛丽亚：我们还需要审视这种爱的联结的消极方面。如果你有那种强烈的爱和融合的情感，你有可能——或非常可能会有强烈的恨和愤怒。

凯：是的，愤怒。

玛丽亚：所有在早期与母亲的关系中未能解决的发展方面的问题，肯定会在此出现。

凯：以及与恋人之间的关系中的问题。

玛丽亚：与恋人之间的问题。你也会爱恨交织。

凯：是的，这非常重要。

露西娅：你所说的是来访者对治疗师还是治疗师对来访者？

凯：双向的。

玛丽亚：双向的。我恨过我的来访者。

凯：我发现如果你不必用言语来回应来访者的时候，恨来访者会更轻松一些。

玛丽亚：是的。你只是让这种情感在全身流动。

凯：你看着它们。你在自己的脑海中看着沙盘中摆出的意象，因为不是你在沙盘中把意象创造出来的。

露西娅：不是的，你在沙中捕捉到了愤怒。

凯：如果来访者没有任何进展，有时候你会愤怒。如果他们不付治疗费，又迟到，你也会愤怒。

玛丽亚：或者当你在针对某种创伤或虐待做工作的时候。当然你会捕捉到愤怒，之后会产生破坏性的怒火。

露西娅：或者，当他们似乎把我所有的沙具都放在了沙子中的时候。

凯：是的。

玛丽亚：又或者，每一次他们做沙盘的时候，总是把沙子撒到地板上。

露西娅：也许，沙子使我们更容易处在深层水平，不让我们回到自我的水平，而在自我的水平我们可能会感到害怕，感到愤怒，觉得似乎要把这些情感付诸行动。如果我们在深层水平体验到这些，并且能够停留在这一水平，而不是从个人的层面卷入其中，或认为我们自己的人格也牵涉其中了，它们就不会卷入，来访者也不会恨我们。恨只存在于治疗室当中。

玛丽亚：于是你开始把这种强烈的情感体验为原型水平的，超越了你和来访者的情感。

露西娅：如果你把这种情感带入个人的层面，来访者也会这样做。如果你能停留在深层的水平，那么来访者也不会轻易地把情感投射到你身上，因为你和他们待在一起。

玛丽亚：尽管只是我的个人经验，我发现在做沙盘游戏治疗时，你必须也在自我的水平做工作，但是是在作为沙盘游戏的辅助的谈话治疗当中。恨的情感必须突破原型的水平，被带入关系当中，在你们之间予以教化，从而赋予人性（humanized）。言语谈话是很有必要的，有助于消化这些毁灭性的力量。唐纳德·卡尔沙伊德（Donald Kalsched，1996）关于创伤的著作是非常有用的资源，能帮助我们理解把这些关于愤怒和怒火的毁灭性力量予以教化并赋予人性的必要性。

露西娅：确实如此。但这意味着治疗师必须对他们在哪一水平工作保持清醒的认识？你觉得呢？

玛丽亚：露西娅，你不断提及这一点，而我倾向于不去思考不同的水平。区分我何时在针对原型的素材做工作，何时在针对自我或更为个人化的素材做工作，是有益的。不过，我不认为它们是完全分割开来的。我不希望在它们之间做出严格区分，因为它们是联结在一起的。

露西娅：不，它们并不是分裂的，但它们是——

玛丽亚：也许是前景（foreground）和背景（background），因为作为治疗师，你可能是在自我的前景工作，要去处理治疗费用之类的事务，但你知道，你同时也在更深层的水平工作。

露西娅：是的，但你一直要处理关于治疗费用的账单。

玛丽亚：你是要处理关于治疗费用的账单，但你同时也明白还存在与处理账单相关的其他心理方面的问题。

露西娅：而且你也不会单纯从个人的角度来看待账单问题，似乎来访者不喜欢你，或你是一位很差的治疗师。在账单问题或其他表面的问题之外，还有治疗师需要关注的另外的意义。在我做沙盘游戏的培训或讲课的时候，有人会问："你难道从来没有把沙盘中呈现的东西带入谈话治疗当中？"我的回答是，你不会把沙盘中特定沙具的意义带入谈话治疗当中，但你会把沙盘中正在发生什么这一理念带入谈话治疗中。

凯：你更多地去觉察这些深层的意义，然后在单独进行的谈话治疗当中去探讨它们。

露西娅：是的。

凯：你已经证实了你的感觉，也许他们对你很生气，如果他们不付账单，他们可能是在生气。

露西娅：是的。

玛丽亚：但也许他们正在付账单，然后你看到一个女巫正用手指着你呢。

凯：是的，当然。有时候，即使来访者讨厌你，他们也会付账单。

露西娅：当然。

玛丽亚：那么你可能会在沙中看到它。

凯：但是你必须确定女巫不是别人，也不是你。

露西娅：没错。

凯：你必须注意所有这些，这就是我们需要独立于沙盘游戏之外的言语治疗的原因。对于很多人来说，如何区分言语的部分和沙盘游戏的部分，是非常困难的。我认为这是不做沙盘游戏的治疗师带来的问题。你是做什么的？这是不同的，尤其是对于不同的人而言，是不是？

玛丽亚：露西娅所说的非常有用，那就是我们不会谈论具体的沙具，但是我们获得了关于来访者正在工作的主题或素材的范围的想法。也许我们在言语治疗中也获得了这一想法，也可能没有。然后，我们开始找到途径来谈论它，因为它变得更容易为来访者所感知。这一点也很重要，因为如果心灵的素材太过无意识化，我们不想只是直截了当地探讨它。我等待它通过一个梦境、行为或通过在治疗室里的感觉来呈现。

凯：对的。

露西娅：不，但是你可以带领来访者进入那个领域，或者让来访者放松。如果沙子告诉你，在这个与你交谈的完美的人——那个非常开心、一切都很美好的人身上的某个地方有一些女巫般的能量，你就可以开始寻找那女巫般的能量在哪里。那么女巫在哪里呢？

凯：你需要验证，所以你不只是在钓鱼。

露西娅：我认为你必须非常有技巧，就让它待在那里，这样你才不会成为女巫。

凯：并且能够识别你是什么时候成为女巫的。

露西娅：是的。很容易就会变成女巫。沙子是有帮助的，特别是对于在童年期受过虐待的成年人而言。

凯：是的。他们可以在沙盘中演示出来，而你可以实实在在地看到它。就是这样。

露西娅：你不必成为熊熊怒火的接受者。沙子可以吸收它。

凯：或者可以在沙子上用象征性的沙具直接去表达。

露西娅：我非常感谢沙子，因为有如此之多的怒火。而且我知道，如果没有沙子，这熊熊怒火最终会指向我。

凯：当然。愤怒会指向治疗师。

露西娅：我真的不希望这样。埋葬，砸碎——所有这些都会冒出来。

玛丽亚：混沌。

露西娅：哦！还有痛苦，所有的一切都出现在沙子上，我不必限制它，但是当来访者经历这些时，我会抱持它们。

凯：但是，如果来访者不把这些愤怒和痛苦直接指向你，你就可以更轻松地、带着更多的爱来抱持它们。

露西娅：是的。在言语治疗当中，对于治疗师而言，有一些基本的能量是很难去抱持的，如性和愤怒。

玛丽亚：对于来访者来说，有时候强烈的爱是很难让你去抱持的。有时，强烈的爱的感觉是可怕的。

凯：当然。

玛丽亚：因为这是他们以前从未有过的感受。或者他们曾有过这样的感受，但同时被虐待，或者被某种方式侵犯了。这里，沙盘游戏治疗也有帮助。

凯：在沙子中去表达，他们可以感觉受到了保护，更放心。不管在意识层面还是在无意识层面，他们并不觉得自己需要去抑制任何情欲的或愤怒的感觉。他们只是通过做沙盘来表达，并体验它。

露西娅：这里也没有信任方面的问题，因为总是在跟一个治疗师做沙盘。我可以信任你吗——

凯：来处理这个？

露西娅：这不是关于沙子的问题。只是不在那里。

凯：我可以爱你，恨你，而不用害怕我的感受，因为它发生在沙子当中。

露西娅：对的。

凯：这是沙盘游戏治疗的一个非常重要的优点。

玛丽亚：我想回到我们关于不同水平的讨论。在培训时，你如何训练在深层水平抱持沙盘游戏？我发现，如果培训学员已经有了关于现实的原型水平的体验，他们就可以在一定的深度上抱持沙盘游戏。如果他们没有觉察到原型的水平，他们就会把一切都保持在个人的层面。于是所有沙盘游戏的工作会被视为人与人之间的移情，我不认为这是有帮助的。

露西娅：如果你没有意识到你的无意识。

玛丽亚：没有意识到集体无意识。

露西娅：那么你会被所发生的事情困住。

凯：你无法了解它。

玛丽亚：不能，如果你没有你自己的原型水平的体验，你不知道如何探讨原型水平。

凯：呃，让我们来进一步谈一下关于我们所抱持的其他类型的关系。

玛丽亚：我们探讨过母子关系和恋人关系。我想还会有——

凯：兄弟姐妹的竞争？

玛丽亚：不只是兄弟姐妹的竞争，还有关系的兄弟姐妹特性（sibling quality），就像科胡特（Kohut，1993）根据孪生关系所定义的那样。这是移情的另一种形式。它更像是兄弟姐妹般的爱，这种爱同样非常强大。

凯：嗯，爱和恨，不要抛弃仇恨、竞争和嫉妒。

玛丽亚：没错。

凯：还有父子关系。治疗师以母子的方式与来访者产生关联，与以父子的方式与来访者产生关联，是有区别的。以父子的方式产生关联，是在成就的水平产生关联。当来访者从深层的分析工作到达一个想要获得成就的新的水平时，可能会要求更多的父子关系。

露西娅：沙子是深层的、有机的创造的地方。那是旧的自我消亡，然后创造出新事物的地方。分娩在发生。

凯：确实如此。

露西娅：所以我们可以说，母子关系就是在创造当中，在创造中抱持和养育。

玛丽亚：有时候我发现，当母亲没有提供这一功能时，一个父亲的形象在提供抱持的功能。父亲填补了母性的功能。

凯：我喜欢"养育"这个词，比"母亲"或"母性"更好。这样我们就不会把它局限在性别之上。

露西娅：这与性别无关。

玛丽亚：我认为"母性"是非常重要的。它与母亲原型有关系。有一种关系，可以包含每个人所需要的母性。然而，男性和女性治疗师都可以承担这种母性的功能。

露西娅：然而，女人从生理上来说是为了创造而生的。这种创造力就在她的身体里。那么，一个女性沙盘游戏治疗师是不是本能地把这种创造力带入了这个过程呢？那是我们可以加以想象的事情之一，你是什么样的人，确实会进入沙盘当中，以我们甚至没有觉察的方式进入沙盘当中。

　　玛丽亚：不管是性别或者别的什么。

　　露西娅：不管它是什么，都在那里！

　　凯：好的，非常好。

　　玛丽亚：重要的是，所有这些关系都可以在沙中看到和体验到。

　　露西娅：另外，我们知道什么，以及我们不知道什么。

　　玛丽亚：他们知道什么，说过什么或没说过什么。看到沙画，你可能会发现一些关于某个人你并不知道的东西。或者他们可能会体验到或了解到有关你的事情，而这些他们在通常情况下是不可能知道的。就像他们挑选了一件对你而言有着深远意义的沙具，或者某个与你有深深联结的沙具，让你知道通过他们选择的沙具，他们与你有着多深的联结。

　　凯：嗯，嗯。那是非常神秘的。

　　露西娅：是的。

　　玛丽亚：是的，但它就是相互之间关系中的神秘之处。

　　露西娅：是的，它就在那里。那就是自性。

　　玛丽亚：这是一种治疗师和沙盘游戏者在自性的水平相遇的体验。

　　凯：那是原型的联结的水平，在这个水平，我们都是联结在一起的。

第二章　玛丽亚·埃伦·基亚亚论治疗师

　　沙盘游戏中治疗师和来访者之间的关系，有很多是值得心理治疗师学习的。与我们深层的存在的关系，以及保持开放的空间，让无意识表达自己，以便让心灵的最深层得以涌现的能力，就是沙盘游戏治疗的基础。沙盘游戏治疗师的在场和与这些心灵深层的关系，提供了沙盘游戏治疗的基础，并将沙盘游戏治疗与其他形式的游戏治疗区分开来。治疗师与来访者、沙子、其自身无意识的不同方面的关系，无论是个人的还是原型的，特别是物质与精神的关系，都在沙盘游戏当中得到了关注。

　　"相关联"（related）被定义为紧密而和谐的联结。"联系"（relation）是指两个或者多个事物或部分合在一起的特性（如相似性），即共同或互相感兴趣的联结或状态。"关系"（relationship）被定义为互相关联的状态或特质。因此，与来访者的关系包括治疗师与自己和他人的关系、治疗师与他们自己和沙具的关系、治疗师与他人和沙具的关系，以及所有这些与意识和无意识的联结。

　　"联结"（connect）或"联结的状态"（connection）也是有趣的词语。"联结"的定义包括建立关系，加入或联合；这些"联结的状态"包括连贯性、连续性、联系；最后，有趣的是，是指沟通的方式。在治疗师在场的情况下，沙盘游戏者与沙子、水和沙具进行沟通，这种沟通具有连贯性，并与创造沙画的人的完整性保持一致。于是这种创造可能会与治疗师产生共鸣，从而与治疗师建立关系。这种沟通和联结都在与治疗师建立的关系和保持的关系中得以抱持。治疗师与他们自己的这些深度体验的关系，是沙盘游戏治疗的本质。治疗师必须先与其心灵的许多层面建立联结，并保持足够开放的空间，以便来访者可以同样与其心灵更深的层面建立联结。

在里尔克《致俄耳甫斯的十四行诗》的第九行中（Rilke，1962，p.63），他谈到了进入"双重领域"（dual realm），在那里"声音变得永恒"。里尔克在表达已知与未知、有限与无限的关系，或原型水平的人类体验。在沙盘游戏当中，我们创建了一个空间，让原型的体验通过沙子、水和沙具，通过与治疗师的关系，进入了人类的领域。

然而，这一与治疗师的关系，是极其复杂的。沙盘游戏者和治疗师创建了一个体验的场，其中包括治疗师和来访者的意识和无意识的个人、文化和集体层面。这一体验的场对于治疗师和来访者来说都是特别的，他们把一切都带到了治疗室当中。格兰德和基亚亚就这一"场现象"（field phenomenon）写了大量论文，称之为"超个人的场"（transindividual field）（Chiaia，1997；Grand，1999；Chiaia ＆ Grand，2002）。其他作者也论述了这个"场现象"（Schwartz-Salant，1995b；Stein，1995b；Jacoby，1999）。

在体验了一次沙盘游戏过程之后，治疗师已经与心灵的最深层面，也即与自性——完整性的核心组织原则的原型，产生了联结。这种有生命力的联结，进入了关系的场当中。治疗师已经学会了生活于并体验两个世界，即里尔克所说的"双重领域"，并且为来访者保持这一空间的开放。在与这一领域建立了联系之后，当来访者进入这些领域，去接触佛陀或水晶球，以到达沙盘的中心位置时，治疗师能认识到那一刻的神秘，因为治疗师已经看到并体验了神秘的自性。来访者感受到了与这一神秘自性的联结，也感觉得到了治疗师的认可，他们在共同体验这一与自性的神秘联结。

在我们试图描述这个领域，以及治疗师在沙盘游戏治疗中所起的实际作用时，钱伯斯谈到了治疗师与"心灵的跳动"保持一致。在我们的一次谈话中，她提到了这一表述。心灵的跳动可以通过布莱德温所称的"有目的地形成意象"（purposeful imaging；Bradway，2001），即运用沙子、水和沙具的充满魔力的组合而体验到。

在沙盘游戏当中，治疗师的任务是为来访者创造一个容器，让心灵的治愈得以展开。治疗师不仅仅是见证人，而且是积极地接纳和参与的观察者。我们，作为治疗师，以一种共情、耐心和信任的巨大能力，以及对无意识的积极和消极方面的力量和深度的认识和了解，来进入这种关系。

基亚亚（Chiaia，1995；本书第十八章）描述了自性水平的相遇，在那里，自性的原型在治疗师和来访者之间汇聚。来访者要求治疗师来确认这一体验，让治疗师在一幅绘画作品上签上名字，这是来访者创作的关于自性的绘画。当治疗师问起为什么要求这样做时，来访者的回答是："你觉得如果没有你，我可以画出来吗?"（Chiaia，1995）来访者所指的是一种关系的场的体验，在这一关系场里，来访者和治疗师的无意识得以相遇。不是知识，不是理解，也不是意识的心理，而是来访者和治疗师的无意识在共鸣中工作，创作了这幅画。来访者和治疗师都在倾听心灵的跳动。

有目的地形成意象，能够使治疗师的内心产生深刻的共情和共鸣（Bradway，2004）。治疗师对来访者的回应方式包括情感、意象和感觉。感觉在治疗师的身体内部通过五种感官，加上直觉即第六感而产生。沙中的意象是在关系矩阵中的超个人的场中形成的，它渗透在心灵内部的治愈潜能的非言语的体验当中。沙盘游戏治疗师的作用就是再次保持一种开放，让物质和精神的各个方面和品质——黑暗与光明、创伤与痛苦、神圣与不可言喻的多种形式与组合——都展现出来。沙盘游戏治疗师在他们自己的沙盘游戏的旅程中体验过这些表达，并且知道分享和包容的沙盘游戏过程的力量和魔力。

沙盘游戏为自性体验的创造提供了空间。自性的奥妙以它一切的形式呈现出来，随着时间的推移，它成为指导的原型。治疗师在富于意义的个人关系中容纳了沙盘游戏者，并具有超越的可能性。当自性的意象呈现时，它出现在人际关系矩阵中，于是有在自性的水平上的相遇。在沙盘游戏中，身体和心灵提供了素材，让个体的智慧和自性的奥妙得以展现。

在沙盘游戏中，沙盘游戏者和治疗师在这个地方相遇，从而创作出沙画。在人际矩阵或共同移情中的这种创作，为超越的可能性保持了一

沙盘游戏三部曲：意象、关系与神秘

个开放的空间，开启了一个可能包含启蒙（initiation）和/或转化的一些方面的治愈过程。启蒙涉及仪式，这是普通的行为，却充满了神圣的知识或智慧。启蒙的行为接受和传递精神价值，启蒙经历了仪式，帮助个体与社会群体和集体无意识相关联，同时保持其个人的同一性（identity）。亨德森（Henderson，1967）所描述的启蒙，使从童年到成年的过渡成为可能，最终过渡到荣格（Jung，1967）所描述的自性化过程的终极体验。

因此，玩沙子、水和沙具的神奇行为，首先是一种能带来治愈的治疗方式，但它也有可能成为沙盘游戏者自性化的启蒙体验。这种神奇的行为发生在治疗师提供的非言语的、非解释性的空间当中。在这个有着大地和水的元素的前语言体验的空间中，有可能会体验到卡尔夫（Kalff，1980）所描述的自我/自性的母子联合体，或者河合（Kawai，1996）所描述的治疗师用腹部来思考的冥想的状态。无论我们把这个比喻为原初自性（primal Self）的婴幼儿体验还是终极自性（ultimate Self）的成人体验（Henderson，1967），我们都保持着开放的可能性，以让完整的心理状态得以涌现并给予指引。

把治疗师与自性的联结作为指导原则，转化就成为可能。这里，转化的意思是改变自性体验的意识的过程。沙盘游戏是一个可以改变自性体验的过程。意识可以在游戏的那个时刻来到，也可以在之后的时间，如在梦中、在分析中，或者在回顾沙盘意象时来到。

治疗师和来访者在超个人的关系场中相遇，以这一存在的状态为基础，开始了沙盘的创作过程。在这一存在的状态的基础上，通过沙盘游戏者的个人审美，许多与治愈和转化相关的原型主题得以涌现。从来没有两个相同的沙盘，因为成长和自性化的过程是个人而又普遍的经验。荣格指出，自性化把个人与自己无意识的深度（包括个人的和集体的方面）统合在一起，同时也把个人与人际的、社会的和文化的力量联结起来。在创作沙盘的行动中，通过与治疗师的联结，沙盘游戏者学会了对成为自己的过程保持开放，这正是自性化的工作。自性化涉及与自己心灵中的无意识部分产生联系，保持开放的态度，并参与到这些部分的整合当中。沙盘游戏治疗的焦点是，在治疗师与来访者之间的关系当中，去生活和发展，开启**成为自己**的过程。

第三章 凯·布莱德温论治疗师

"我明白我喜欢我自己。"这句话听起来简简单单，意义却无比深远。有一位女性，接受我的分析达八年的时间，几年以后，她的新伴侣问她："通过所有这些年的分析，你获得了什么？"她思索了几分钟，然后回答："我学会了喜欢我自己。"她后来写信告诉我。

答案并不是"我学会了**去**喜欢我自己"，这不仅仅暗示着一种对待自己的感受的改变，而且表示这种喜欢已经在那里了，并且实际上，是"被发现了"。

几年前，我听到一个发言者在大部分由女性构成的听众面前说："每一个女人的内在都有一个声音说：'你是不好的。'"我表示反对："每一个人内在都有一个声音，有时在很深层的地方，说：'你是非常特别的。'"这个声音，每一个人都需要明白，它就在那里，要与之建立联结，产生联系。

有一位女性，我已经跟她工作了好几年，我们正在一起回顾她的沙盘游戏过程。她评论道："真是有趣。我不知道我'说'了多少。有趣的是，我说得非常好。"这时，我明白，她已经从这么多年来不断听到的自我贬低的声音，转向倾听"你是非常特别的"这一声音，她知道她是喜欢自己的，尽管多年来她一直怀疑自己所做的一切。

人们如何认识和体验到，在自我（ego）的"我"和另一个内心深处的上天赋予的"我"（那是一个人与生俱来的"我"，并且是终其一生都在保持初心的"我"）之间有一种神圣、神秘而又神奇的联结？有一个途径是通过深度的心理治疗。

自从有对心灵的治疗，即心理治疗以来，一直存在着关于心理治疗师的角色的疑惑（问题）。心理治疗师的权威有多大？在心理治疗历史的早期阶段，催眠和宣泄处在治疗师的权威角色的两端。采用催眠术时，治疗师处于完全控制的地位，来访者在面谈结束后执行催眠师/治疗师建议他们做的任何事情，而来访者并没有意识到，这些建议来自治疗师。

与此同时，采用宣泄术时，来访者倾诉，治疗师聆听。这被认为是有帮助的。我记得后来的某个时期，出现了一些较为成熟的仪器，一个人可以独自倾诉求助的话语，同时播放录音，录音中是一些反馈的话语，可以让其倾诉持续下去。然而，人们很快意识到，在任何类型的治疗中，真正需要的是一位活生生的治疗师。

弗洛伊德认识到病人在何种程度上，把其过去生命中对重要他人的情感"转移"到了他的身上。当病人爱上他或恨他时，这并不仅仅是与他个人之间的关系，而是病人把对于之前的重要他人的情感转移到了他身上。据我的理解，弗洛伊德希望在牵涉到自己的人格时，保持处在空白的页面的状态。他坐在病人后面，病人看不到他，也看不到他的表情，由此病人以自己的方式来形成对他的意象。

我了解到，荣格在早期也对病人使用了一些催眠术，后来他摒弃了催眠术所要求的权威立场，并尝试着尽可能地避免与病人有过多接触。我还听说，他要求病人写信给他，但这些信件病人自己留着，不需要拿给他看。这有助于减轻他们之间真实关系的力度。在当今的荣格学派心理分析当中，有了一些发展：病人对治疗师和治疗师对病人的感受，在治愈和自性化的过程中，被广泛地予以探讨。对移情（和反移情）的分析在当今的荣格学派心理分析中起着重要的作用。

在使用塔罗牌或《易经》的时候，治疗师和来访者一起工作，分析或理解仪式化的材料。他们一起审视材料，分析材料，而不是由治疗师主导解释过程。与治疗师采取更为权威的立场相比，这往往能减少来访者对治疗师的阻抗，也使来访者不会过度依赖治疗师。

来访者对治疗师产生了爱欲的情感，这对于来访者充分发展对自己的喜欢/关爱可能是必要的。但是，这是一个棘手的领域，它是治疗师和来访者之间各种危险和伤害的纠缠的根源。所有的流派都在警告治疗师，在治疗的容器当中，将治疗师自己的爱欲情感"付诸行动"或者容忍病人将其爱欲情感付诸行动，是极其危险的。根据我的经验，与言语分析相比，采用沙盘游戏的心理治疗因危险的移情导致的失败会少一些。在沙盘游戏中，言语并不是必要的，这样就避免了言语沟通中的诸多陷阱。把玩具枪放在朝着治疗师的方向的位置，能够强烈地传达出"我恨你"的意思。治疗师和来访者都能体验到，但治疗师不会被要求做出公开的回应。同样，沙盘中出现了爱欲的意象，涉及的一个人物之前被体验为代表治疗师，治疗师和来访者两个人都默默地承认了，但不需要将其解释为移情，或者试图阻止它形成意象并被体验到。

随着沙盘游戏进入人们的视野，治疗师的新角色得到了发展。治疗师在沙盘游戏治疗中起着至关重要的作用，但更多的是从对愤怒和爱的直接接受中解脱出来。沙盘游戏治疗师的角色是为沙盘游戏者提供一个受保护的空间，让他们自由地体验、发展和处理他们的愤怒和爱的情感。沙盘中的沙子受到了热浪的冲击，但沙子不会说话。沙盘游戏者要去"说"，要去做自己想要"说"和做的一切。它是非言语的，绕过了需要对话的言辞。

任何尝试过在没有治疗师在场的情况下进行沙盘游戏的人，都会意识到有治疗师在场是非常必要的。在真正的沙盘游戏当中，与治疗师的关系是必不可少的。治疗师提供的不仅是一个自由而受保护的空间，还有共情。

那么治疗师对于沙盘游戏者的共情是什么呢？我喜欢"珍视"这个词，它来自 2000 年出版的一本书的名字：扬-布吕尔（Young-Bruehl）和贝瑟拉德（Bethelard）的《珍视，心理学之心》（*Cherishment, a Psychology of the Heart*）。《美国传统词典》对"珍视"这个词的定义是："珍惜，充满感情地、温柔地对待。""珍视"是指被珍惜的状态和结果。这与"干预"的含义是多么不一样啊，干预通常是指治疗师对来访者进行治疗的过程。"干预"意味着介入、干扰。

"分析"这个词本身似乎与理想情况下的治愈和转化有点对立。"分析"在《美国传统词典》中的定义是："将基本原理分解成部分，以便理解整体的本质。"分析是"为了个体的学习，把知识的或实体的整体分解为构成成分"，但是我们在自性化的过程中寻找的是完整性。对于来访者而言，以适应每一个人的具体情况的方式来发展完整性，应当是最理想的，因为每一个个体都是独特的，寻找他们的完整性是一个独特的旅程。而治疗师的角色似乎是在每一个来访者走向完整性的旅程中，提供能最大限度地促进来访者自我治愈和成长的环境。

第四章 露西娅·钱伯斯论治疗师

两种人格的相遇就像两种化学物质的接触：如果有任何反应，两者就都会转化。

(Jung，1933，p. 49)

很容易假设，在沙盘游戏中，共同移情不像在传统的"谈话疗法"中那样，是一个很大的问题，或者是产生重大影响的问题。言语的交流，由于言辞、情绪的表达和投射交织在一起，需要极其专业的素养和高度的警觉才能理清头绪。在沙盘中，沙子、水和沙具似乎可以让无意识的能量绕过自我而运作；但在言语的交流中，自我则是在忙碌着发挥其作用。看起来好像沙盘游戏治疗师不需要那么辛苦。看起来好像在沙子上的非言语的游戏是一个通往更深层次的捷径。自我一直在努力保持其幻想。而游戏则直接进入来访者无意识的非言语的象征世界，从而避免了自我及其情结和投射的迷雾。这看起来如此简单。我的一位来访者难以置信地大声说："你就是这样？坐在这里，什么也不说？"

实际上，治疗师在其接受教育的过程中非常重视的认知技术、理论和思维的敏捷性被忽略了。除此之外，在沙盘游戏中所需要的是进入人类心灵的深处，揭开其神秘面纱的勇气。沙盘游戏打开了进入无意识的大门，这些门一直以来障碍重重，层层封锁，以抵抗力量无穷的原型能量，它们位于无意识的深处，只能在象征层面来触及。很"容易"假设，只有来访者孤身一人陷入了黑暗的空间，在那里，自我为了保全自己在拼命挣扎。

治疗师必须在无意识的深层水平在场，与来访者一起探讨这个空间的隐藏奥秘。在这一**神秘参与**（participation mystique）中，必须要有一种成为合作伙伴的意愿。治疗师必须随时准备面对他们自己无意识中的原型力量，因为面对来访者的无意识会引发治疗师自己的无意识中的原型力量。荣格说道：

> 治疗什么都不是，只是相互影响的产物，在治疗当中，医生的全部和病人的全部都在发挥其作用……因此，比起医生所说的和所思考的，医生和病人的人格对于治疗的结果而言更为重要。

> (Jung，1966c，par. 163)

> 尽善尽美地学习你的理论，但当你触及一个活着的灵魂的奇迹之时，把理论放置一旁。不是理论，而是你自己创造性的个性必须单独做出决定。

> (Jung，1970，p.84)

沙子、水和沙具可以打开无意识之门，并推动来访者**和**治疗师**共同**进入那个黑暗的能量场，在那里两者的心灵中的原型都将被激活。比收集沙具、阅读书籍和参加课程更重要的是沙盘游戏治疗师在**意识层面**的意愿，治疗师愿意为自性而效劳，沉入那危险的黑暗能量场。治疗师和来访者一起都在煎熬当中！这是一种联结，可能在画面上会显示为一条从沙中延伸至治疗师膝前的绳子（见书前彩图中的沙盘一）。在学习、体验、会诊过之后，你会很轻易地认为，你"知道"来访者会从沙盘游戏中获益，沙子在沙盘中的移动"意味着"来访者正在进入无意识状态，一条船"暗示着"一段旅程，沙中的一个圆形"表示"自性。实际上，在这种情况下，治疗师已经偏离了在无意识的关系场中与来访者相遇。治疗师被无意识的渴望所诱惑，要成为那无所不知、威力无穷的母亲或父亲。这种膨胀的认同会产生负面的效果，导致治疗师与沙盘游戏者之间产生距离。膨胀的治疗师没有能力去体验无意识与无意识之间的交换所必需的开放性和脆弱性。通过承担伟大母亲、伟大父亲和治愈者这一原型角色，治疗师把孩子的角色投射到了来访者身上。这传达出一个信息：来访者拥有一个弱小的自我，而治疗师会补偿这个弱小的自我。自性的神秘、治愈的能量已被个人化，并被治疗师的自我声称拥有，而不是在治疗师和来访者两者的心灵中得到认可。不幸的是，治疗师不仅会危及来访者的发展，还会摧毁治疗师在炼金术的容器和无意识的"煎熬"中转化的潜力。荣格曾论及这一情形：

> 病人通过把被激活的无意识内容带给医生，汇聚了医生相应的无意识素材……由此医生和病人发现自己处于建立在彼此的无意识之上的关系之中。

(Jung，1966c，par. 364)

在治疗中，总是有一种能量存在，它会把我们拉开，逃避自性所处的最深的水平。为了逃避这一空间，自我会抛出一个又一个的防御，因为在这一空间当中，自我必须放弃精心打造的当前的结构，在为自性服务当中而消亡。沙盘游戏的象征世界因此对自我而言是充满威胁的。象征能够说出自我不能说出的事物。

象征具有多维、无限的意义，永远超出理解的范畴。它承载着全人类的意识、外部生活和无意识的集体经验的全部。象征的领域是对立面可以出现的地方，在那里内在关联性可以发生，因此是唯一可以激活转化功能的地方。这也是自我被牺牲的地方。

自我试图摆脱这种威胁，由此产生了对过去的不幸、伤痛、哲学原理和字典解释的穷思竭虑。在实际的事情方面，可能会出现混乱，如就治疗费用产生纠纷、错过预约的面谈、迟到等。对于这种逃避，沙盘治疗师可以无意识地与之共谋，他们会直接建议、禁止、面质或安抚，或者说某个沙具具体的意思是什么。所有这些无意识的策略都可能导致象征领域被破坏，从而摧毁其无限的深度和意义的广度。它们可以把象征扁平化为沙子中的一个沙具，从而缓解对立面之间的紧张关系。这种还原论的话语会侵入这一内在空间，在这一空间中对立面的张力具有转化的潜力。这个象征性的容器就是炼金术士的炼丹炉——神殿（temenos）。沙盘游戏治疗师有责任维护这一"自由而受保护"的空间，避免非象征性的、维持人格面具的能量的入侵。治疗师必须有意识地选择在那个深层的地方，在共时性的时刻，与

来访者-他者（client-other）相遇，那时他们两个人都既是治愈者，又都是被治愈者。沙盘游戏治疗师通过拥有自己的沙盘游戏体验来"了解自性"，从而可以在面对未知的情况下坚定信心并提供容纳的空间。因此，可以在无意识和自我之间架起桥梁。希尔曼说："正是这一对心灵的爱——而不是对'移情反应'的分析——解决了陷入困境的移情问题。"（Hillman，1972，p.110）之后，治疗师和来访者两者都能体验到一个新的意识水平。河合教授（Kawai，1996）说道："我什么也不做，我什么也不做。"所做的就是一切；服从于自性。荣格引用了炼金术文本中的话语："谨慎小心，让你的门儿关牢关紧；让已在里面的人不能逃脱，于是——上帝的旨意——你终将达成目标。"（Jung，1968a，par.218）

在炼金术中，荣格找到了探索人类的心灵这一毕生工作的历史基础。自性化的概念及其所涉及的过程在炼金术文本中以复杂的象征形式被发现。因为炼金术士勤奋地记录了他们自己的体验，他们留下的记载详细的文本可以追溯到公元前4世纪，其中许多保存至今。荣格研究了其中的几个文本，并发现了转化的心理过程与炼金术的象征主义之间的相似之处。

据说，炼金术士开始了他们的实验，试图将贱金属转化为金子。他们相信有一些原则支配着宇宙秩序。如果能够发现这些原则，并且在正确的组合中使用了正确的成分，那么只要遵循这个公式，就能获得黄金。通过他们的探索、他们的神秘愿景、他们的著作、他们累积的思想和仪式，这些冒险者开始体验到自己人格的变化。他们对生命和他们自己在生命中所起的作用的看法，发生了转变。这些人格的变化可以通过象征性的方式，与他们的炼丹炉中的零星的变化进行比较。他们在物质世界所采用的转化过程，与他们的人类心灵中的转化紧密相连。通过一系列象征性的变化，完美知识的金子与人类灵魂的改变相辅相成。那是对尘世和天堂的真理相统一的认识，一种"合一"（oneness），因此也就是一切存在的神圣性。一个炼金术文本如此言说：

上天在上

上天在下

星辰在上

星辰在下

一切在上

一切也在下

把握这一点

无限欢喜

(Schwartz-Salant，1995a，p. 51)

　　荣格说:"然而,所发生的一切事情,都发生在相同的'一个世界',并且是其中的一部分。基于此,事件必须具有统一的先验方面。"(Jung, 1963, par. 662)方形圆(squared circle)是一个炼金术的象征,代表两种对立现实的综合:神秘的圆形和具体物质的方形。施瓦茨-萨伦特认为,这清晰地描述了荣格的心理治疗观的基础:

　　有必要根据因果的相互作用来理解一个人的过程,无论它们是源自童年时期还是当下的处境,都要将这些过程与他们统一的先验方面联系起来。这正是炼金术神秘结合(*coniunctio*)的功能;它位于关系的第三空间或"媒介"(in-between)空间,类似于炼金术中的精气(*pneuma*),它把统一的和分散的、离散的领域联系起来。

(Schwartz-Salant，1995a，p. 14)

　　在这一媒介空间,哲人石或自性得以显现,来访者和治疗师可以在沙盘游戏室中多次体验到这一空间。那是深度的沉静,时间似乎都已暂停。那是神秘的创造,是神圣的体验,让人心生敬畏。在原型领域的深处,在这种对自性的服从当中,需要治疗师的勇气和承担来举起爱的火把,那是超越了个人的统一的爱,为了达成这一统一,治疗师愿意冒险进入幽冥无比的黑暗——黑化期(*nigrego*)。

　　我们既是镜子,也是镜中的脸。

(Rumi，1995，p. 106)

第二部分

沉　默

第五章　沉默三部曲

凯：我喜欢"沉默"这个词。它使我平静。我喜欢沉默。在我们的工作中，沉默是很重要的，因为在我们沉默之时，事情就会发生。这就是我认为沙盘游戏非常好的原因。它是非言语的。当我们相互关联时，我们并不是通过言语，而是通过某种更深层的东西。

露西娅：我想知道为什么我们的生活中沉默如此之少。我不知道还有另外的治疗方式如此看重沉默。

玛丽亚：在沉默之地与另一个人相遇，可以让更深层次的相遇或者不同类型的相遇得以发生。对于沙盘游戏而言，重视沉默中涌现出来的事物是至关重要的。

露西娅：不去控制它。

凯：一些治疗师在治疗的过程中是很难去重视沉默的，因为他们已经在学校学了这么长时间，学到了很多东西，很难做到与某一个人坐在一起，不去想"哦，这是一个好主意"，然后告诉对方。也许这就是为什么当人们学习沙盘游戏时，他们想要去解释。他们会产生一些想法，他们很难保留住自己的想法，不去向他人言说。

玛丽亚：当今弗洛伊德学派的精神分析中，刚开始的时候治疗师确实卷入不多。

露西娅：可能会有很长一段时间的沉默，有时会让来访者或病人发狂。而其他时候治疗师只是昏昏沉沉的，或睡着了，所以你知道——

凯：是的，那是因为病人和治疗师没有相互关联。然而，弗洛伊德学派和荣格学派的思想已经改变了。与你的病人相关联变得非常重要。在过去，你被教导要避免相互关联，如果你对病人有一种情欲的感觉，那全是错的。在弗洛伊德学派的精神分析中，治疗师应该是一个空白的屏幕。在卡尔夫的沙盘游戏治疗中，我们认为关系才是最重要的。

玛丽亚： 关于沉默还有一点我想探讨。在经典的弗洛伊德学派的理论中，沉默被看作阻抗。如果你没有自由联想，你就是在阻抗。所以就有说话的压力。病人应该通过言语来进行自由联想。在沙盘游戏疗法中，一个人通过意象表达；非言语的意象在沙中得以表达。

露西娅： 在弗洛伊德学派的精神分析中，分析师是不是坐在来访者看不到的地方？

玛丽亚： 是的。

露西娅： 在沙盘游戏中，确实存在沉默的时刻，但沙子里的沙具有一种视觉上的关系，治疗师和来访者之间有视觉上的关系，这又创造了另一种关系。沙盘游戏治疗师根本没有缺席。治疗师是在场的。以这种方式在场需要的不仅仅是说话，还有更多的东西。有很多是可视的，因为现在，你们的眼神交汇，你在点头。你什么都没有说，但有一种和其并肩一起的感觉，是吧？

凯： 是的，但是我是这样做沙盘游戏治疗的，我坐在病人的后面。

露西娅： 你这样做？多拉·卡尔夫直接坐在病人的对面。

凯： 是的，我知道。

露西娅： 我会抬起头，看着——

凯： 你和她是相互关联的。

露西娅： 我可以从她的脸上看出她在那里，和我一起，在沙中。

凯： 是的，这很有趣。在与另一个沙盘游戏治疗师的讨论中，我表示，治疗师通常坐在来访者的后面，但有时他们坐在来访者的对面。另一位治疗师说："我不知道谁坐在病人对面。"所以这是一个有趣的区别，不是吗？你坐在哪里，玛丽亚？

玛丽亚： 我坐在对面，靠旁边一点。所以我不是直接坐在对面，而是在对面靠右的地方。

凯： 你们可以相互看到对方。

玛丽亚：是的。

凯：我坚持坐在来访者的背后，因为这是我在工作室唯一可行的方式。我们中的许多人捍卫我们的所作所为，是因为我们没有其他办法。

露西娅：对的。

凯：多拉·卡尔夫有一个很大的房间，有足够的空间可以想坐哪里就坐哪里。有时病人会坐在后面，不让她看到他们。但是，这取决于他们。

玛丽亚：我也有一些病人会阻挡我的视线。

露西娅：那么，在沉默中究竟发生了什么？

玛丽亚：当你没有看到他们在做什么的时候？

露西娅：是啊。

玛丽亚：你看到，他们需要有一个隐私的空间，或需要阻挡正在创建的东西。

露西娅：那么在这种情况下，沙盘游戏者和治疗师会同时看到这些无意识能量的涌现。

凯：没错。即使我坐在来访者后面，我们也没有目光接触，我们两个还是在一起看着它们的创作。

露西娅：同时。

凯：也许看到的东西的深度就像相互看着对方一样深。所以我从来不觉得我没有看来访者，因为我们都在看他们在做什么。而且还有更多的东西。那是一种肝胆相照（something from guts to guts）。

露西娅：这种肝胆相照的关系，是通过在沙子中发生的事件而形成的，抑或是正在发生的这种肝胆相照的关系，被沙子上发生的事件所抱持？

凯：那是抱持的地方。

露西娅：所以与谈话治疗相比，这是一个完全不同的关系。

玛丽亚：沙盘游戏者和治疗师都受到影响，并对沙盘中出现的情况做出反应。

凯：起初是这样，然后关系变得更深，它让我们投入其中，肝胆相照。

玛丽亚： 在关系中所发生的，在沉默中，也通过沉默，开始在我们之间产生共鸣。

凯和露西娅： 是的！

凯： 然后在共鸣中会产生一些东西。沙盘游戏反映出一些新的事情发生了。那么真正的过程开始了。但是，真正的过程并不总是会发生的。

露西娅： 是的，不是总会发生。

玛丽亚： 所以我们在沙盘游戏中所谈论的关涉所有这些不同的关系：与沙子的关系，与沙具的关系，以及与我们之间正在涌现的事物的关系。所有这些关系都会产生共鸣，并相互影响。

凯： 治疗师和沙盘游戏者之间的关系是非常复杂的关系。在关系中，先不去考虑言语，到后期才会考虑；关系中会有言语的部分，沙盘游戏者可能会说话，但我不鼓励他们说话。在大多数治疗方法中，他们会被鼓励说话。在其他疗法中，如果有阻抗说话的倾向，治疗师有责任努力减少这种阻抗。那么可能会在病人和治疗师两者之间产生对抗。

玛丽亚： 呃，我想你所说的是，如果你处理这种阻抗，就会产生更多的阻抗。

凯： 如果你专注于阻抗，有时你会遇到更多的阻抗。

玛丽亚： 还不如让你们两者都不知道的事物涌现出来，那是充满创造力的事物在努力涌现出来，而来访者对此并不知情。

凯： 所以沙盘游戏治疗师会鼓励沉默。

玛丽亚： 现在，孩子们会讲故事和——

露西娅： 有时候，成人也会。

玛丽亚： 但这并不是谈话水平的说话。它更多的是在谈论沙盘游戏中正在创造什么，正在涌现出什么，或故事或隐喻等。

露西娅： 我在想，当你说话的时候，言语实质上会阻碍更深层次的关系，这种关系，比自我的水平更深，比头脑的水平更深。一旦加入了言语，你就把头脑带入进来了。就我而言，一切就已经结束了。

如果你把头脑带进来，你会进入不了这更深层的关系。

玛丽亚：但是，你也在说，沙盘游戏者可能会用言辞来讲故事。

露西娅：是的，或者有时候对所创造的场景产生了一些感受。

凯：我发现在刚开始进行沙盘游戏的时候，人们会说更多的话。我认为他们觉得这是治疗所要求的。

露西娅：在治疗中，你应该说话。

凯：所以他们会说一些话语。如果他们说的时间有点长，我就会这样说："我想知道，你是不是觉得你必须要说话。"这样做可能会打断沙盘游戏一分钟，我们会就这个问题谈论一会儿，我会说："你不一定非得说话。"

玛丽亚：我只是不回话。

凯：是的，如果你不回话，有时候说话就会减少，但是有时候，来访者跟其他人做了沙盘游戏工作，他们被要求说出一切，所以他们认为他们应该说话。

玛丽亚：有时候我尝试着不说话，不做回应，如果不奏效的话，有时我会说些什么。

凯：嗯，嗯，似乎有些焦虑？

玛丽亚：沉默就是不怎么习惯。我们刚开始讨论的是沉默在我们的文化中不是很普遍。对于大多数人来说，与一个人待在一起却不说话，是不怎么习惯的。

露西娅：沉默没有任何可信度，言语有许多可信度。

玛丽亚：作为沙盘游戏治疗师，我们必须做好榜样，或者通过言语，或者通过非言语的方式，证明在创作一个沙盘的时候，沉默而不说话，是有价值的。

凯：那么来访者会开始感受到另外一种关系，当他们感受到这种关系时，就不需要说话了。

玛丽亚：作为沙盘游戏治疗师，我们正在创造一个空间，为别的东西而创建的空间。

凯：我们正在重视一些事物——

露西娅：被人们遗失的事物。

凯：这样做的话，你明白，我们去到了更深的层面，因为从生物学和历史学来看，言语都是在晚期才出现的。婴儿通过感觉和触觉，与母亲在无声地交流。而且，在人类发展的早期，他们并没有使用语言。现在，人们在一起很少不聊天，除非他们在谈恋爱。

玛丽亚：是的。

凯：但是，当人们并没有说话，却依然在沟通的时候，沟通就是更深层的。这就是为什么在沙盘游戏治疗当中，与谈话治疗相比，人们能更快速地进入更深的水平。

玛丽亚：我想在这里多说一点。在丹尼尔·斯特恩（Daniel Stern）的《婴幼儿的人际世界》一书中，他的婴儿研究表明，在早期的发展中，母亲和婴儿之间进行的非言语交流是一个非常特殊的分享的时间。而当言语来到婴儿和母亲之间时，这种非言语的联系就会消失。在较早期的发展过程中，母亲和婴儿之间的非言语的共鸣，形成了一种不同的自体（self）。通过沉默的关系，这种共鸣可能会在沙盘游戏者、正在进行的沙盘游戏和治疗师之间产生。

凯：是的，那就是沟通。在非常亲密的爱的关系当中，言语往往是没有必要的。它们甚至造成了阻碍。

玛丽亚：在与母亲的这种早期的联结中，有多少爱投入其中，会对我们以后所有爱的经历以及可能或不可能的一切产生影响。在沙盘游戏疗法中，这个地方可能会被触及，并通过与沙子、沙具和治疗师的非言语的联结来治愈。

露西娅：我正在想琼·马修斯（June Matthews）最喜欢的话题：凝视——母亲和孩子之间的凝视，以及通过母亲的凝视来表达对孩子的爱和接纳。然后，我想知道，当我们在看着沙盘以及沙盘中能量出现的时候，我们是否也在做母亲般的凝视。对于沙盘中发生的一切，我们相互钦佩不已。在非言语的水平，这是非常肯定的。这正是母亲和孩子所做的事情。这正是我们在沙盘游戏中所做的事情。

凯：这就像镜映，一种个人的肯定。这就是为什么在沙盘游戏中重要的是要欣赏这个人正在做什么，而不是诊断或评估。我曾许多次这样说，但是当我听到治疗师评价一个人放了什么沙具时，我感到非常不满："哦，这意味着他们这样或那样"，似乎他们是饥饿不堪的。可是，我不认为这对于关系有帮助。如果你欣赏他们正在做的事情，并且觉得他们正在努力去做一些事情来帮助缓解他们的饥饿，那就是一种肯定。他们已经习惯于被他人评价了。而被欣赏则会令人感受更好。

露西娅：你认为，沉默对于治疗师和来访者而言，都是很难做到的？

凯：可能对于治疗师而言会更难，我自己认为这无比困难。

露西娅：我也是。

凯：但是如果你有自己的沙盘游戏体验过程，那么你就会知道没有人说话的价值之所在；你知道沉默的价值。如果你在自己的个人体验中也拥有过沉默的经历，那么你在作为治疗师时，也会容忍沉默。

玛丽亚：我记得我自己刚开始做沙盘游戏的时候，对于沉默，我是觉得不舒服的。但是过了一段时间，通过治疗师的榜样作用，我意识到我并不一定非得了解或谈论沙盘的场景。我可以让沙中的意象自己说话。我开始让它跟我说话。通过我的沙盘游戏治疗师的镜映，我习惯了沉默。起初，我觉得沉默是舒服的，之后我开始真正地享受沉默。

凯：欣赏它。

玛丽亚：是的，然后我开始觉得言语是侵入性的。当我成为沙盘游戏治疗师时，我了解了沉默的好处。

凯：你可以信任它。

玛丽亚：是的。

露西娅：我做沙盘游戏的体验是很轻松的。因为我一直在接受言语治疗，我从来没有想过我的话语是否反映了我想表达的东西。沉默就是天堂。在沙盘游戏治疗中，沉默不仅是没问题的，而且就是你应该做的——不要说话。我感觉很舒服，而且没问题。

玛丽亚：实际上我曾经同时接受言语治疗和沙盘游戏治疗。在言语治疗中，有不舒服的感受，有要说话的社交压力。"有一个人在那儿，应该说话。"但是在沙盘游戏治疗中，就大大地放松了。重要的是不要置之不理，我的更深层的部分是这样想的："哦，谢谢你。我会在另一个不同的地方来处理它。"

凯： 是的，你觉得是你自己被欣赏，而不是因为你所说的话而被欣赏。你可以只是你，不需要做出任何言语的回应，依然会被关爱。

露西娅： 就像是把所有的这些外部确认都抛弃，所有的面具，面具的所有部分——都抛弃掉了。而在你离开的时候，你总是可以把它们捡起来。

凯： 是的，你必须这么做。

露西娅： 不是你把它们全部扔掉。但是你可以把它们稍稍放在一旁。

凯： 没有期待。治疗师没有期待任何东西，他们只是看着你在沙子上做什么——看到有人在沙子里做些什么总是令人兴奋。

露西娅： 就是！

凯： 我们不需要知道很多背景。

露西娅： 你知道，我尝试过——几年前，我做了一个实验，我对沙盘游戏者的背景几乎不了解，只知道他们的年龄和性别。然后他们就来做沙盘游戏。你知道吗？这根本没关系。

玛丽亚： 我在担任专业顾问的时候，已经尝试过这种方法。我只了解性别、年龄和呈现的问题。

凯： 是的，我也是这么做的。如果报告了大量的背景资料，那么观看沙盘的人往往会根据背景材料来把沙具关联起来。他们会指着沙盘上的沙具说："那是她的父亲。""那是她的母亲。"

露西娅： 对的。有时候在进行团体的督导时，我会静默地进行，以便让其他的一些事物得以产生。我们看着一系列沙盘的幻灯片，大家都不说话。随后，团体成员会有一些回应："噢！"或者："啊！"或者："那是什么？"当我们在看的时候，能量可能有点嘈杂，然后一个沙盘图片出现，每个人都在说："噢！"根本没有任何言语。

玛丽亚： 对那些以前从未见到过沙盘游戏的人而言，这种"啊！"的体验是全新的。我们会看一系列的沙盘图片，心灵中会有混乱和分裂，然后出现某种组织，它有一种美感，每个人都会注意到。它让我

沙盘游戏三部曲：意象、关系与神秘

想起了我在一本名为《禅与摩托车维修艺术》（Pirsig，1974）的书中找到的想法。如果一群人看到或听到有品质的事物，房间里的每一个人都会知道。这本书的前提是大家都知道品质是什么。你对此可以意会，不必言传。你体验到了。它是一个视觉的、动感的现实。如果一群人看到或听到有品质的事物，那么房间里的每一个人都会知道它。

凯：比他们用言语说出来更好。

露西娅：是的。

玛丽亚：当出现了自性的原型意象时，人类就会认识到这种品质。

凯：自性意象的出现是由治疗师和沙盘游戏者以及沙盘之间的关系引发的。这是对自性的双重体验。

露西娅：在言语出现之前，就有着对自性的内在认识。我们倾向于用言语来明确它。我们说："如果沙子上有一个圆形，那就是一个自性的沙盘。"或者："如果有一个曼荼罗，那就是一个自性的沙盘。"其实并不一定如此。但是，我们努力扑向它——我们，美妙的、傲慢的沙盘游戏者，想要给它贴上标签，把它明确下来。当你开始定义和确定这个不可言喻的事物的时候，你会失去它。

凯：多拉说，关于自性的沙盘，唯一的共同点是有一种神秘的体验。

露西娅：现在我们必须努力去看看"神秘"这个词意味着什么。我认为这就是我们在沙盘游戏工作中一直在进行的斗争，为什么我们在研究、信度和写作方面遇到这么多麻烦，是因为用言语无法表达出来。

凯：很难谈论这个问题，或者写出来，因为我们必须用言语表达。你可以在沙盘中看到它。

玛丽亚：我不希望人们认为我们从不说话。当来访者在沙中工作时，我们非常重视沉默。在其他时候，我们会说话。我们对梦进行工作。我们对移情进行工作。虽然我们做心理治疗，但是当人们在做沙盘时，我们不会说话。

凯：这一点非常重要。沙盘游戏通常只占用面谈的一部分时间，其余的可用于言语治疗。或者说不是每一次面谈都会做沙盘游戏，其他的面谈时间则致力于言语治疗。

露西娅：在管理型医疗方面，诊断和言语就是一切。没有任何可以认可沉默的地方——根本没有关于沉默的内容。所以也许我们在做工作时，必须信任和忠于沉默的关系。相信还有心灵的另外一种层面一直在运作，它还没有被心理学领域的大多数人所认可。在沙盘游戏中，我们总是在做似乎不理性或难以验证的事情。没有科学的研究。所以真的就是你知道那里有什么，你去做就好了。我记得荣格在接受采访时的回应。他被问道："你相信上帝吗？"他回答说："我不相信，我知道。"这是相信和拥有这方面的体验的区别。

玛丽亚：那么你在沉默中体验到了什么？

露西娅：呃，你说过，"神秘"。

玛丽亚：在沉默中，我们正在体验心灵的未知层面——心灵中那些不属于我们有意识的自我认识的部分。在沉默中，我们腾出空间，让那未知的和心灵的无意识部分涌现出来。它有自己的节奏和路径。我们允许沉默出现，也允许我们那些无意识的、未知的、神秘的、奥妙的、阴影的部分出现。我们也可以通过梦来与这些部分相接触。但是在对梦做工作时，你必须用言语来转译，而言语是不能完全传达梦境中非言语的、沉默的部分的。沙盘游戏则能让我们触及非言语的部分。

凯：正是如此。

露西娅：你知道，我认为就做一个治疗师而言——现在就思考一下——来访者进来并开始在沙子上工作，就好像来访者给了我一个机会，再次体验自性，那个神秘的地方，非言语的地方。有时你会看到彩虹或听到孩子的笑声，你就是在体验它。有那么一个时刻，世界上的一切都是完美的，都在其应该在的地方——只是一瞬间。我在等待沙盘游戏者把我们带到那里，这样我们两个在那一刻都在那里，就是为了那一刻而来。而且你我都知道它在那里，但是人们无法在所有时刻都能到达那里。

凯：你必须相信它。

露西娅：你确实必须相信它。

凯：你必须相信它在每个人身上。

露西娅：你必须等待它的来临！你不能召唤它或者说："好吧，我现在打算把它做出来。"

凯：关于这一刻——你们一起体验的时刻。

玛丽亚：你说你在等待那个时刻，这很有价值。

露西娅：是的。在那个时刻，我**明白**了心灵的现实。我**知道**它就在那里。

凯：你不相信它，你已经体验到了它。

露西娅：我体验到了它——

凯：所以你知道你可以信任它。

露西娅：而且我知道它在每个人身上。有点像我对它上瘾了。我想要它。

凯：啊，这真是一件很美妙的事情！

露西娅：当人们说他们想要做一个沙盘的时候，我也有同样的感觉。有一点兴奋的感觉。

凯：嗯，嗯，像被电到的感觉。

玛丽亚：让人不安的一点是，只把注意力集中在心灵这些神秘的、美妙的联结上，作为自性的唯一表达。

露西娅：即使是在那些分裂的和令人不安的沙盘中，我依然能够看到自性。

玛丽亚：是的。有时候它是令人非常不舒服的。

露西娅：有时候，那是过程的体验。

玛丽亚：那是自性引导的事物，比自我更深。

露西娅：是的，这可能会让人很难过。

凯：而且吓人。

露西娅：非常吓人。

玛丽亚：这就是沙盘游戏的美妙和价值之所在。有些东西不通过语言来言说。

露西娅：是的。

凯：用象征来说话。

露西娅：是的，象征是我们无法用语言来言说的东西。我们称之为象征。

玛丽亚：然而，象征充满了感受和意义，我们在沙子里看到了意象，它在对我们说话。

凯：与此同时，我们在沙盘游戏中体验到了一种普遍性。它比语言更普遍，因为语言有许多不同的种类。

玛丽亚：因此，在沙盘游戏中既有个人的也有普遍的经验。

凯：对的，但是作为治疗师，我们必须能够把握其中的普遍性。

玛丽亚：没有一个沙盘游戏者创造的沙盘系列与其他人是相同的。所有的沙盘游戏者都会发展自己的象征语言来达成普遍性。

露西娅：当我和孩子们一起工作时，他们似乎和其他一些空间有联结。有时我觉得他们是充满灵性的。他们就是知道一些事情。

凯：的确如此。

露西娅：随着他们年龄越来越大，他们的语言发展得越来越好，他们就离那个就是知道的地方越远。这几乎就像他们向我们演示了语言所起的作用一样。语言把我们拉走，远离大自然和自性。

玛丽亚：有一本书叫作《感官时期》（Abram，1996），内容是关于语言的历史。言辞最初是由自然界和动物的声音组成的。这是有概念之前的情形。言辞与声音相联系，就像拟声词。因此，说出的言辞就**是**人类模仿自然的声音。就像斯特恩说的那样，当言语参与进来的时候，母亲和孩子之间有一些东西正在丢失。当我们开始拥有与大自然脱节的概念的时候，也有一些东西丢失了。我们失去了与季节、植物和动物之间的律动和联结。我们的声音越来越远离自然界的实际声音。

露西娅：是的。概念和语言的发展实际上使我们远离了我们与自己、与他人、与自然的联结的核心本质。

玛丽亚：根据刘易斯、阿米尼和兰农的《爱的通用原理》（Lewis，Amini，& Lannon，2001）一书，当边缘系统——大脑的情绪系统发育时，婴儿的边缘系统和母亲的边缘系统就会发生共鸣。

露西娅：所以在进行沙盘游戏时，我们尝试着在这一共鸣中与沙盘游戏者在一起？——它不是原始的——因为它已经很好地进化了。

凯：是基础的。

露西娅：好的。好吧。所以还有另一个我们所有人都可能体验到的地方，在出生之前和/或发展的早期，在那里，我们不通过言语，却深远地联结在一起了。那么，在我们的沙盘游戏工作当中，什么是沉默呢？我们在努力创造一些东西——一个地方。

玛丽亚：一个空间。

露西娅：一个我们可以在一起的空间——

玛丽亚：沙盘游戏者和沙盘游戏治疗师。

露西娅：在那个地方，那个普遍的地方/空间。那是我们努力想要做的吗？

玛丽亚：是的，我认为我们正在创建一个空间或地方，让非言语水平的体验得以涌现。

凯：而且要加深关系。

玛丽亚：而且要加深关系，加深与沉默的联结的关系。这里有来来回回的共鸣。

露西娅：它是来来回回的。

凯：而且这让我们回到沉默中的关系的重要性上面。

第六章　玛丽亚·埃伦·基亚亚 论沉默

通过在沉默的关系中相遇，治疗师与沙盘游戏者分享爱与恨、绝望与欢乐、无聊与空虚、孤独与联结。这些共同移情的体验在沙盘游戏者和治疗师之间引起共鸣，也在沙盘游戏者和治疗师的内心引起共鸣。

在名为《沉默之书》（*Mutus Liber*；McLean，1991）的炼金术文本中，我们看到当炼金术转化展开之时，在沉默中发生了相遇。这个文本于1677年第一次印刷。作者被认为是一个名叫阿托斯（Altus）的"人物"，Altus的意思是崇高的、深处的或深远的那一个。

在文本的第四幅图中，两位炼金术士进入场地，工作是非言语的。第六幅图描述了炼金容器中工作开始的场景。在第八幅图中，有天使、灵使进入，俯视炼金的工作。两位炼金术士默默祈祷，寻求灵感和指引。他们在熔炉面前，一个在被动地祈祷，另一个则主动地祈祷，熔炉是转化之地。最后，在第十三幅图，即最后一幅图中，出现了日月的联合——神秘结合（*mysterium coniunctionis*）。

《沉默之书》描述了一种炼金术的体验，类似于沙盘游戏中发生的沉默的相遇。文本中的意象向我们展示了投入沙盘游戏中时发生转化的可能性。在沉默的关系中，神秘结合的体验变为可能。正如荣格所说，"两个人类个体之间每一次真诚的相遇，都必须被认为是一种神秘结合。生命中的生活之奥秘总是隐藏在**两者**之间"（Jung，1979，p.125）。

沙盘游戏为我们的心理治疗工作带来的一个奇妙的贡献就是沉默的价值，但更重要的是对在沉默中发生的事情的表达和体验。在这个安静的地方工作，有可能重新体验关系和联结，同时治愈关系与联结。治疗师和沙盘游戏者在一个自由而受保护的地方进行的沙盘游戏体验，与我们第一次的人际关系，母亲和孩子之间的关系，产生共鸣。沙盘游戏体验还会与后来产生的人际联结以及非人际联结，如与动物和植物的联结，以及对我们的创造者和创造物的爱，产生共鸣。联结和关系的奥妙始于母亲和婴儿之间最初的凝视；对我们每一个人而言，创造的奇迹由此开始。

在关系的沉默中工作的时候，沙盘游戏者在触碰和感受属于治疗师的沙子和沙具，而治疗师在默默沉思。这种触碰和感受，主要发生在与客体相联系的时候，发生在与我们的母亲或类似母亲的关爱者之间的早期关系当中，它与在沙盘游戏中发生的感受和触碰一样，都是沉默的重要方面。

进行沙盘游戏时，存在于心灵结构深层的非言语模式可能会涌现并被重新体验，同时新的创造性的模式会在无意识中被发现。在荣格学派的心理学中，我们会提到心灵中的退行和前行的运动，即退回到这些原始的模式，并在无意识中发现新的模式和运动。沙盘游戏显示了通往我们自己内在的更深层次的道路，这些是需要发展的潜力。这是指心灵中前行的运动。荣格曾谈及这一前行的运动，他说，在心灵中存在一个寻求自己的目标的过程。

让我们来看分析心理学领域中描述了这一过程的其他一些作者。巴林特（Balint, 1999）在处理基本的错误时，提到了创造的地方。他说，我们作为分析师有着独特的机会，来观察那些在创造领域聚精会神的人。为了观察这一创造的领域，我们必须认为沉默不是阻抗，而是一种可能的信息来源。我们必须考虑这个人正在追求的是什么。巴林特说，这个人所追求的是一种创造，一个人的创造力的产物，它处理的正是在折磨着来访者的问题。但是，这种创造必须发生在分析关系之内。在处理这种基本的错误时，我们需要重新建立一种神秘联合（*unio mystica*）——和谐的、互相渗透的混合体。巴林特写道：

分析师······必须让他的病人和他一起生活在一种和谐的、相互渗透的混合体当中……在这一未被干扰的、友好而和谐的状态中，我尝试着用言语来表述那些属于在言语被发现之前或无法用言语表述的经验，这些经验甚至大部分属于客体出现之前的时期。

(Balint，1999，pp. 136－137)

这个说法可能与我们所说的在沙盘游戏这一自由而受保护的空间中的创造有关，这是在关系的沉默中，治疗师所抱持的一个容纳的空间。巴林特还表示，分析师不得以解释的方式来抑制这一过程的展开。在沙盘游戏中，我们不会在沙盘被创建时进行解释。我们保持空间的开放，这样沙盘游戏者内在的素材可以更轻松地涌现出来。

关于不去解释，巴林特还有另外一个观点我想强调一下。巴林特指出，洞察力正是正确的解释的结果。然而，要建立适当的关系，就必须在基本错误的层面上进行工作，并产生感受。巴林特解释说，感受与触摸相关联，与我们最主要的客体关系相关联，这是在两个人之间的非言语交流中创造和维持的。正如之前提到的，当病人在创造沙盘时，他们被治疗师所见证，治疗师正在默默地思索关于沙盘游戏者的事情。沙盘游戏者在触摸属于治疗师的沙子和沙具。这些被触摸的物体有着许多不同的含义，并象征性地与治疗师有许多不同的关系。因为这些不同的意义和与治疗师的不同关系，当病人创造了一个沙盘时，我们会被触摸所感动。我们的无意识会对触摸做出回应，我们充满了意象、感受和联想。但是我们不说话，我们只是注意到这些，我们不想干扰这一过程的展开，以及所发生的非言语的表达。

另一位精神分析师玛丽昂·米尔纳（Marion Milner，1969）描述了与一位女性工作时需采取的技术上的改变，这位女性遭受过前语言期的伤害，与其创造性的内核之间的联系被切断了。米尔纳发现，有必要关注清楚说出来和不说出来，即可以描述和难以描述之间的关系。她强调沉默以及沉默在创造一个安全的物质和人际环境方面的重要作用。沙盘游戏提供了一个地方，可以保持体验的边界，然后由沙盘游戏者和治疗师来表达和体验。作为沙盘游戏治疗师，我们与沙盘

沙盘游戏三部曲：意象、关系与神秘

游戏者一起体验在沉默和关系中发生的心灵展开之路。

临床工作者赫奇斯（Hedges，1994）也曾就早期创伤做过大量的工作，他强调治疗师通过不同类型的倾听，来关注自己和其他的情感互动的模式。赫奇斯指出，我们可以通过故事、意象、图画、隐喻和躯体体验等以这种方式与病人交流。沙盘游戏中充满了故事、意象、图画、隐喻和躯体体验，这些是在沙盘游戏者创建沙盘和治疗师观察沙盘的过程中出现的。沙盘游戏治疗师在沉默中倾听。在针对早期的创伤和依恋问题做工作时，我们作为沙盘游戏治疗师，在共同移情中倾听并关注这些体验，因为它们是我们所投入其中的转化过程的重要组成部分。

沙盘游戏为沙盘游戏者提供了一个空间，来**表达**但更重要的是**体验**那些分裂的地方，也为治疗师提供了一个空间，来与沙盘游戏者一起体验那些分裂之处。在沙盘游戏治疗的自由而受保护的空间中，我将沉默和关系视为关键因素。在做沙盘游戏的时候，我们不解释。沙盘游戏需要这一空间（与一个沉默的治疗师坐在一起）来让内在的创造来源（无意识）涌现。创造之地就是意识和无意识在沙盘游戏治疗中汇聚在一起的地方。

最后，卡尔沙伊德在其关于创伤的著作中写道：

> 必须非常注意创造一个安全的物理空间和一个安全的人际环境，让梦境和幻想能够涌现，并以与通常的分析性的解释相比更为有趣而开放的方式来进行工作。所有形式的所谓"创造性艺术"的心理治疗对此都非常有帮助，而且往往会比纯粹的言语性的探索能更快地揭示创伤性的情感。

> (Kalsched，1996，p. 27)

我想补充说，在沙盘游戏中，不仅创伤性的情感会涌现，而且新的模式以及新的与自己和他人相关联的方式也会涌现。

我曾与一位女性做工作，我把她叫作黛安娜（Diana），她经历了很多早期的创伤（Chiaia，1996）。在我们的沉默关系中，我们之间有一种冷淡和分离，取代了关系中的温暖，同时被沉思和游戏所干扰。

一方面共同体验着冷淡与分离，另一方面又共享着分析空间和关系中的温暖和容纳的体验，这些不仅发生在我们的言语沟通中，还发生在当她创作沙盘时我们之间的空间距离当中。

在沉默的关系中，沙盘游戏工作的体验不仅让黛安娜经历了冷淡和分离的分裂体验（图6.1），同时还体验到了母亲和孩子之间的联合与抱持。从此，完整的体验开始展开（图6.2）。当在沙子上工作时，她发现了联结和内心的平静。正如多拉·卡尔夫所说，沙盘游戏

> 可以建立一种内心的平静，它蕴含着发展整个人格的潜能，包括其智力和精神方面……治疗师的角色就是察觉这些力量，就像守卫珍宝一样，保护它们的发展。

> （Kalff，1980，p.30）

通过沉默和与沙子、水和沙具的关系，沙盘游戏者可能会体验其心灵的最深层次，既包括好的和坏的，也包括个人的和原型的。如果还记得巴林特的观点，可以说从神秘联合，即治疗师和沙盘游戏者和谐的、互相渗透的混合体中，可能会涌现出一种创造，那是沙盘游戏者创造性的作品，可以帮助沙盘游戏者处理折磨他们的问题。在关系的沉默中，也有可能体验到灵性的、神秘的方面，即荣格妙笔描述的神秘结合，或神秘相遇。

沙盘游戏三部曲：意象、关系与神秘

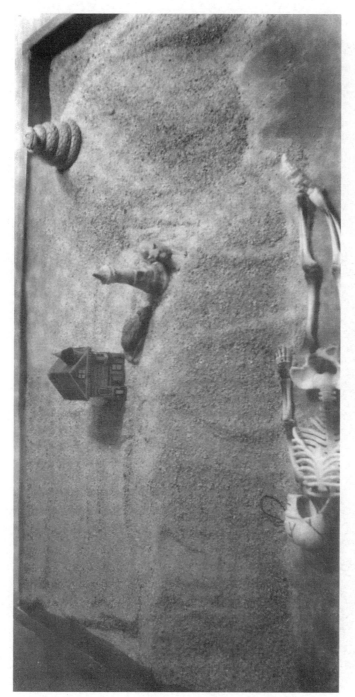

图 6.1 戴安娜的沙盘

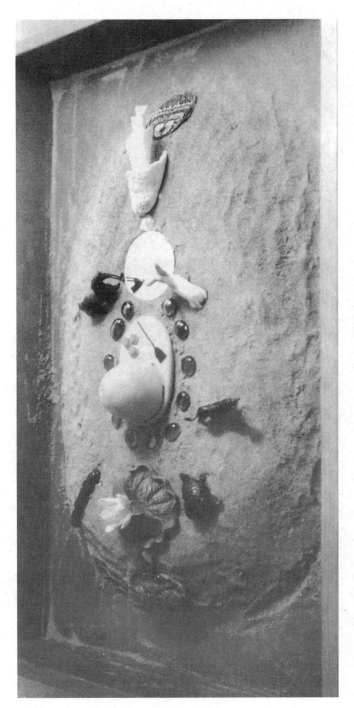

图 6.2　戴安娜的沙盘

第七章　凯·布莱德温论沉默

让沉默把你带到生活的核心。

（Rumi，1995）

沙盘游戏治疗师明白，沙盘游戏中的沉默有助于处于旅程中的来访者到达核心。他们观察到，沙盘游戏的过程比谈话治疗更容易进入无意识。

在心理治疗中鼓励沉默是不寻常的。大多数心理治疗是基于来访者和治疗师之间的口头对话。沙盘游戏是一种非言语的方法，不依赖于言辞。治疗师给来访者的指示通常包括对非言语过程的期望。当我和多拉·卡尔夫一起学习时，她给出了下面的说明："看看架子上的所有物品，当其中有一个对你说话的时候，把它拿下来并把它放在沙盘上，从那里开始，你想做什么就做什么。"有时沙盘游戏者在进行沙盘游戏之前就已经接受了谈话治疗，期望说话的力度非常强，以至于他们试图对他们正在做的场景或已经做好了的场景做出口头评论。沙盘游戏治疗师有自己的方法来纠正这种误解。如果我知道一个人之前曾经接受过治疗，我会这样说："你可能会认为你应该说话。但是你不必用言语来说话。你可以用沙子和沙具来说话。"

沉默有几种类型。卡伦·西格内尔（Karen Signell）区分了三种类型：自我的沉默，她形容为一种意识层面的沉默，"当你走进图书馆时，你体验到的一种沉默"；大自然的沉默，"那种你走入森林时体验到的沉默"；深层的沉默，"当你进入无意识的更深层次时……当你在你内心深处发现一个更深刻的和不可言喻的地方时的一种深远的沉默状态"（Signell，1996，p. 69）。

我们在沙盘游戏中所体验到的就是西格内尔所说的"深层的沉默"。通常这种深层的沉默是由治疗师提供的。但是我会提供三个案例，说明那深层的沉默是由沙盘游戏者，而不是由治疗师提供的。

我的第一个案例是一位年轻人，我已经跟他工作了几个月。在我准备休假一个月之前的几天，他进来了，直接去了沙盘游戏室。他没有做出任何评论，将手指伸到沙盘底部潮湿的沙子里，做成了一个椭圆形，那是沙盘能够容纳下的最大的椭圆形。然后他在椭圆形的小岛上继续拍沙，当他这样做的时候，他小心翼翼地把沙子从沙盘的边缘上移开。他继续拍着沙子，偶尔加水，抚摸沙子，把沙子重新抚平，抚成越来越光滑而**坚硬**的表面。除了轻轻拍打的声音之外，房间里很安静、沉默，有情感在共鸣。当他工作的时候，我能感觉到他正在自己的内在世界创造一种平静，我也可以感觉到自己的放松。我感受到了在我内心产生的平静。我感觉比前几天要平静许多了，那几天我处在准备旅行的压力之下。沉默唯一被打破的时候是他在面谈时间进行到一半时问我，现在几点了。我告诉他时间只过去了一半，他松了一口气，继续做沙盘。

当面谈结束的时候，他离开了，我们两个都没有说太多的话，但我感觉到了发生的事情的深度——在我们两者之间，在我们两个的内在，发生了什么。在一个小小的方面，在这一个小时的沉默时刻，我们两人都经历了一种转化。

在另一个案例中，有人创造了一种沉默的**需要**。她是一个来找我治疗的年轻女性，显然不知道沙盘游戏，也不知道我在做沙盘游戏治疗。当她走过敞开的沙盘游戏室的大门时，她想知道那里是做什么的。事实上，当新访客第一次来的时候，我就习惯于把这个房间的门打开，以便他们在路过的时候看到它。他们经常会问我，这让我有机会告诉他们沙盘游戏是什么。他们几乎总是很感兴趣，也很兴奋。我向这位女性解释这个房间是做什么用的，并且说在她的治疗过程中的某个时候我们可能会想使用那个房间。她用一种坚定的语气说，她永远不会想这样做！第一次的面谈，我们进行了平常的"认识对方"的谈话。下一次她进来的时候，她指了指自己的喉咙，嘶哑地低声说：

"我不能说话。"她得了咽炎，不能说话，我们有必要进入不必说话的沙盘室。我想我们都很清楚，是她的心灵通过她的身体引导她进入沙盘室。从那时起，她每一次来，几乎都首先进入沙盘室做一个沙盘。这些沙盘越来越多地容纳了她还未准备好用言语探讨的深层的启示。在沙盘室里，可以采用意象而非言语，这很显然为她在那一时期提供了必要的空间，使她最终走向治愈。

最后一个沙盘游戏案例是关于我的第一个做沙盘游戏的来访者的。艾达（Ida）刚开始做沙盘的时候，会设置一些场景，她认为这些场景可以说明荣格的各种理论。在设置了一个场景之后，她会解释它是如何与她在书中阅读的内容有关的，并且会问我一些问题。我们的面谈工作就是她做一个沙盘，然后我们一起详细地讨论它。

艾达是一位荣格学派心理分析师转介给我的，她已经接受这位分析师的治疗几年了，但这位分析师要搬家到另外一个州，她陷入了精神崩溃之中，接受住院治疗后很快被转介到我这里。多年来我一直在进行荣格学派的心理分析，但是那时多拉·卡尔夫对我的沙盘游戏督导才刚刚开始，我还没有学会如何处理这种情况。

但艾达终于自己处理好了这种情况。在一年的时间里，她做了近50个沙盘，也谈论了近50个沙盘。有一天她进来，把一个沙具放在沙盘的中心位置，这是一个单独的人物，代表她自己——完全是孤独的。她对此没有说一句话。这个沙盘标志着她在沙盘游戏过程中和她从疾病中恢复的历程中的转折点。从此以后，在她创作沙盘场景的时候，我们都沉默不语，之后也不会提及它们。对比是惊人的！

过于强调她在那个只有单独一人的沙盘之前所做的沙盘场景和之后的沙盘场景之间的对比是很困难的。她不再意识化地谈话，也不再努力让所有事情都有合理的意义。她让那里有沉默，让心灵来接管，激活了深层的趋中和转化的过程。这一经历深深地打动了我。当我与多拉·卡尔夫通过信函分享这段经历时，她回答道："这证明了我所说的，沉默的理解汇聚了共时性的时刻，由此开启了下一步的发展。"（Bradway & McCoard，1997，p.130）

我想通过分享一个关于沉默的动人故事来结束关于沉默的探讨。

这个故事的讲述者不是沙盘游戏者或来访者，而是一位钢琴演奏者。当时，这位音乐家计划在一场音乐会上演奏巴托克的作品，他知道巴托克本人将会出现在观众面前。他既惊又喜。他演奏的效果非常好。演出结束后，巴托克对他说："你演奏得很好。同时，不要忘记演奏沉默。"

第八章　露西娅·钱伯斯论沉默

创造性的思想在内在和外在的静止中形成。

(Jaffe，1972，p. 133)

为了理解沙盘游戏为什么如此重视沉默，审视一下沉默的定义可能会有所帮助。《韦氏词典》把沉默定义为"没有任何声音或噪声"(Barnhart，1947)。我们已经困难重重了，因为只要有人类的意识，就会有声音，这声音就是一种噪声。即使是漂浮在浸泡池中——20世纪60年代人们寻求静默的一种方式——也有声音存在。当外界的噪声被阻挡时，内在的声音才变得清晰。脉搏在内耳道中隆隆作响。心脏的跳动仿佛会在水中激起涟漪。动脉中的血液如同海浪轻轻地拍打在沙滩上。内在的声音一直都存在，但没有被听到，现在可以引起我们的注意了。因此，也许我们需要澄清一下，当我们处在沉默的状态时，什么声音或噪声是不存在的。《韦氏词典》再一次定义了什么是沉默："不发出声音；安静；静止；不说话；无言以对；缄默。"(Barnhart，1947)

几个世纪以来，人们开始觉察，一个人的个人生活体验可以简单地通过处在一种无言语的生活状态中来改变。这种"改变的状态"似乎向智慧和灵感的更深层次敞开了大门，使得意识对生活、生活的意义及意图以及个体在生活中的位置，采取了完全不同的观点。因此，当一群群的人聚集在一起，寻求途径来沉浸在这种改变的体验当中时，所创造的形式往往都是沉默的形式。

在庞培北部有一座别墅，被认为是在公元前31年和公元14年之间建造的。前面房间的墙壁上覆盖着辉煌的壁画，以十个场景，象征性地描绘了当时贵族女性的启蒙仪式——俄耳甫斯仪式。琳达·菲耶尔-戴维（Linda Fierz-David）是苏黎世荣格研究院的一位讲师，她这样描述第三个场景："古老弦乐器温柔的唧唧声，也许最像鸟儿的歌唱。这温柔的声调，如此诱人的声音，从无意识中发出，宣告着自性，**只有当人类不说话时**才能听到。"（Fierz-David，1988，p. 60）这个秘密的神圣仪式已经把沉默作为一个重要组成部分，以加深神秘之感，它知道只有当人类的声音寂静时，才能开放空间，让另一种声音言说。

大约在公元 800 年，圣本笃制定了 72 条规则，它们可以促进一种沉思的生活——奉献给对上帝的追寻。在我看来，沉默是与上帝对话的先决条件。有时候，人类的声音会倾覆灵魂的低语。本笃会修士、特拉普教派成员、加尔默罗会修士和苦修会修女（Poor Clares）都知道，言语，即使是那些赞美和歌颂的雄辩之词，都会充斥耳朵和心灵，导致更深层的信息被遗漏。

17 世纪 50 年代早期，在奥利弗·克伦威尔时代的英国，基督教会的功能陷于一种深深的幻灭之中。教会的领袖对政治非常感兴趣，利用圣书和圣礼向人们传达上帝的意愿。一小群男人和女人开始聚集在家中，意图超越言语，来体验上帝的神秘性。沉默是这一体验中的主要成分。鲁弗斯·琼斯（Rufus Jones）曾写到贵格会的早期历史，他记载道：

> 早期的教友们发现，沉默是［与上帝］交融和接受灵感与引导的最佳的一种准备。沉默本身当然没有魔法。它可能只是完全的虚空，没有言语、噪声或音乐。它可能是一个沉睡的时刻，或者它可能是一种死亡的形式。但是，它也可能是一个强化的停顿，一个充满活力的嘘声，一种创造性的安静，一个与上帝相互呼应的真实时刻。

（Jones，1937，par. 244）

当一个人在沙中创作一幅画时，灵感与引导、与上帝的交融、从无意识中升起的自性的声音，都会以不同的方式来解释沙盘游戏治疗师非言语的、沉默的在场。在那一空间里，没有人类声音的限制性的定义，来自最深层的无意识的信息的通道是打开的。

集体无意识包含了人类曾经经历过的所有模式。正是从这个深邃而广阔的心理空间中，能量升起，帮助人们从沙具架上把小小的沙具挑选出来。这些沙具只是表征了那些能量的形式。如果它们被贴上标签，或者被识别出来，或者被用言语强加意义，要传达的信息就会立即关闭并受到限制。言语伤害了这些原型能量，因为言语完全无法表达创造的无限潜能，这些创造性的潜能位于深层——自性，上帝。这种广阔无限只能被容纳在来访者的非言语体验当中，由治疗师所分享，在自由而受保护的空间中象征性地得以表达。诗人可以用最丰富、最精致的方式来运用言语，尝试捕捉言语的精髓，但即使是诗人，也难以做到这一点。鲁米说：

> 当我写完一首诗的时候
> 总是这样。
> 伟大的沉默征服了我，
> 我想知道为什么我曾想过
> 运用语言。

（Rumi，1995，p.20）

我们与沉默的关系绝对是矛盾的。从有意识的时间开始，我们就已经知道，沉默，或者没有言语的状态，使我们有更好的机会接收来自超出我们当前的理解的地方的信息。我们在沉默中冥想祷告。当我们纪念一场悲剧的时候，我们会沉默片刻。我们在有着深远影响的地方低语：在教堂里，在葬礼上，在古老的红色森林里。为了能够安静地休息，我们会支付大量的费用。然而同时，在银行、洗手间、商店橱窗和教堂的门厅里，我们会用电视节目轰炸我们自己。我们在娱乐场所和汽车中使用立体声系统，其音量足以永久损坏孩子们的听力。我们有"呼叫等待"，这确保我们不会错过与另一个人谈话的机会。

我们再一次向《韦氏词典》寻求帮助。"矛盾：对同一个人或物体的对立和冲突感受的并存。"（Barnhart，1947）沉默，拥有着人们所追求的智慧，不仅有神秘主义者所体验的狂喜的启示，还有黑暗的痛苦和屈服。自性这一能够把我们带入新的空间和对生命新的觉察的生命能量，要求我们先牺牲那之前我们一直如是的状态。荣格说道："创造既是建造，也是毁灭。"（Jung，1969b，par.245）根据炼金术士的象征思想，在崇高的黄金出现之前，自我所创造的同一性必须被粉碎、燃烧和肢解。同样，在出现一些和谐与和平的画面之前的几个星期或几个月内，沙盘中的场景显示的是冲突、混乱、死亡和毁灭。在出生之前，死亡先来临。自我，带着其精心构建的、限制性的防御，必须先向自性更伟大的愿景投降。沙盘游戏治疗师看着这些对立的力量在沙子上相互对抗。只有到这一时刻，超越功能才能将意识提升到另一个水平。沙盘的边框和治疗师经验丰富的心灵抱持并容纳着这一战至死亡的战斗，允许它在这一受保护的空间里上演，而不是在日常生活的危险的开放空间来付诸行动。治疗师坐在那个没有言语的地方，抱持并等待，把自己交给沙盘游戏过程中更深层次的智慧。

沉默是上帝的语言；
它也是心的语言。

达格·哈马舍尔德

沙盘游戏三部曲：意象、关系与神秘

第三部分

儿　童

第九章　儿童三部曲

露西娅：我认为沙盘游戏的历史当中，一个奇妙之处在于，据我所知，在多拉·卡尔夫和沙盘游戏之前，荣格学派的心理学只适用于成年人。而我所听到的故事——我喜欢这些故事，因为没人能说这些故事是不真实的——是卡尔·荣格和艾玛·荣格（Emma Jung）在多拉·卡尔夫完成其教育的课程后，与多拉协商说："你对于与孩子工作如此有天分。荣格学派的心理学也可以适用于孩子吗？"然后她去了伦敦的洛温菲尔德诊所，开始观察孩子。当她观看他们游戏时，她发现在沙中可以看到自性化的过程。这是我听到的故事。不是这样吗？

凯：我喜欢的故事是荣格的孙辈们喜欢去多拉家与多拉的孩子们一起玩。当他们回家的时候，他们似乎好多了。他们似乎更健康，更快乐。所以荣格问多拉："你做了什么？"她说："我们只是玩而已。"荣格为此所吸引，意识到多拉对于孩子有着特殊的天分，所以当她说她想去玛格丽特·洛温菲尔德那里学习的时候，他鼓励了她。

露西娅：所以多拉想要去吗？

凯：是的，我想是的，她和荣格一起确认了这个想法，他说："哦，是的。这个想法非常好。"所以多拉去了伦敦和洛温菲尔德一起学习，洛温菲尔德已经用沙盘和微型玩具创造了她的游戏王国技术。

露西娅：是的。

凯：多拉把游戏王国技术纳入她针对儿童工作的游戏疗法之后，意识到这并不取决于通过沙盘来告诉治疗师关于孩子的一切。起作用的是孩子运用沙盘时的体验，以及与治疗师的关系。

玛丽亚：凯，你可以多说一点吗？

凯：洛温菲尔德试图避免向任何一个特定的治疗师产生移情。据我所知，她让不同的治疗师来与同一个孩子工作，这样移情指向的是建造出来的王国，而不是治疗师。

露西娅： 或者移情指向的是治疗师的绿色围裙。

凯： 我曾和约翰·胡德-威廉姆斯（John Hood-Williams）一起学习，他是玛格丽特·洛温菲尔德的学生，他认为沙盘向治疗师展示了孩子的心理状态和感受，治疗师会这样使用沙盘。多拉意识到，正是在沙子上玩的体验，她称之为由共情的治疗师提供的自由而受保护的空间里的体验，发挥了功效。我认为这是她的伟大贡献。

露西娅： 嗯，嗯。

凯： 并且我认为，已经有证据显示，晚上做梦，即使梦境没有被回忆起来，也有助于心理健康。

玛丽亚： 洛温菲尔德是否反对解释？

凯： 不反对。

玛丽亚： 她只是反对移情？

凯： 是的。

玛丽亚： 那么，多拉·卡尔夫重视实际的沙盘游戏过程和移情，而不是解释？

凯： 就是这样。我总是解释说，治愈是通过体验，而不是通过解释。

露西娅： 甚至并不是治疗师看着沙盘游戏过程，理解了它，才导致治愈，而是做沙盘游戏的体验本身是治愈的。

凯： 是的，这是自性化的过程。但必须有共情的治疗师提供的空间、沙盘和收集的整套沙具。

玛丽亚： 在治疗师在场的情况下，在沙中游戏才是治愈的。

凯： 是游戏的过程带来了治愈。它不需要被解释。这与许多其他深度疗法不同。

露西娅： 我们很难相信，存在一种实际的生命能量，在那个时刻正在起作用。人们几乎不可能相信这是真的。那么，孩子们需要的，就是有机会体验一个自由而受保护的空间，来让这种能量发挥作用。对孩子们而言，游戏是一件很自然的事情，他们直觉地去游戏，不是吗？

凯： 我认为，直到 20 世纪 30 年代末或 40 年代初，当儿童指导诊所（Child Guidance Clinics）成立时，游戏才开始作为针对儿童的治疗方法被接受。治疗师和孩子一起游戏，而不是仅仅询问他们问题，或试图分析他们的梦，或有时分析他们的画，这一观念是全新的。我认为这种游戏疗法是独立于荣格学派或卡尔夫的治疗方法的。荣格在他的工作中没有提供针对儿童的疗法。当然，迈克尔·福德姆（Michael Fordham）有所进步，他将工作重点放在儿童身上，并且与儿童一起游戏。但是他从未真正认可过沙盘游戏疗法。埃里希·诺伊曼（Erich Neumann）提出了有关儿童发展的重要理论，多拉在后来与儿童的工作中对这些理论加以验证。但诺伊曼实际上并没有对儿童做过任何治疗。我认为正是在儿童指导诊所，游戏治疗才真正得到发展。

露西娅： 甚至那些儿童诊所的名字也是有趣的：指导？它暗示着是成人在那里指导孩子，而不是孩子的心灵在那里指导成人治疗师。我们的信仰体系在我们对儿童的观点上发生了巨大的变化。我从来不喜欢听人说，"哦，那个孩子在付诸行动"，似乎这是不好的事情。

凯： 我也不喜欢。那种说法真糟糕。

露西娅： 而且如果……如果我们可以转移视角，说："好吧，由于这个孩子的内在有什么在发生，他在努力改变，所以他正在按照自己的方式，做一些事情，表现出一种状态——"

凯： 或者应对。他们正在应对。应对的过程就是治愈的过程。

露西娅： 从本质上来说，付诸行动是一件积极的事情，我们可以……我们需要关注它。

凯： 我们需要为它提供一个自由而受保护的空间，当然，除非它会让人处于身体上的危险当中。

露西娅： 需要有一个空间，来让那些付诸行动的内容得以表达。与此相反，我们会给他们使用利他林。并且，我也想知道关于注意缺陷障碍（ADD）的诊断的流行程度。那些过度活跃、不合作、注意力不集中的孩子，他们想要说的是什么？他们在做什么？

凯：他们正在试图做点什么来帮助自己。他们在呼唤着理解，但人们给他们类似利他林之类的药物，试图让他们停止呼唤。

露西娅：那么试图去表达的东西会受到压制，于是我们有了类似于哥伦拜恩校园枪击事件的情形——当它出现之时，当它们大到足以**真正**行动的时候。哦！这真让我觉得难受。

凯：在那种情况下，学生早期没有一个自由而受保护的空间来以轻微的方式付诸行动，于是现在他们以严重的形式来付诸行动，真是一场悲剧。

露西娅：因此，孩子内心有一个直觉的地方，知道他们需要做什么来得到成长和发展。

凯：另一个我认为有趣的事情是，孩子知道他们是如何被看待的，这会导致不同。

露西娅：你的意思是？

凯：嗯，当老师或父母认为孩子是讨厌的或是有问题的时候，孩子就变得更令人讨厌或有问题。我认为你如何被对待，就倾向于变成那个样子。

露西娅：出于归属和被接纳的需要？

凯：于是，成为一个令人讨厌的人，在某个方面是在界定你。至少你是一个个体。而且你接受了别人如何看待你，而你就是那个令人讨厌的人。

玛丽亚：在你所描述的情形当中，对这个孩子而言，就没有太多的可能性了。他的感知与身份认同都是狭隘的，也会对孩子的白日梦和游戏从内在进行压制，而这两者都与想象力相关联。没有太多的余地去尝试不同的角色和身份。我在实践中发现的是，与想象力脱节的孩子年龄越来越小。

露西娅：与天然本性相脱节。

玛丽亚：与自然而然的创造过程相脱节。

露西娅：是的。

玛丽亚：孩子做白日梦或想象的时间和空间都很少。他们忙于各种活动。他们有学业方面的压力，还有音乐、绘画、游泳、体操等许

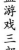

多课外活动方面的压力。

露西娅：还有舞蹈。

玛丽亚：孩子们没有空间安静地坐着，做白日梦、幻想或者编造故事。

露西娅：是的。或者对个人的节奏没有太多的考虑。现在可能不是所有七岁男孩都要练习合气道（日本的自卫术）的时候了。我们把我们的孩子关在了盒子里。

玛丽亚：我发现有些孩子进了我的沙盘室，对于琳琅满目的沙具没有任何反应。他们不会把沙具和沙盘室与神秘或神奇直接联系起来。

露西娅：是吗？

凯：太可怕了。

玛丽亚：我过去常常从十二三岁或十几岁的青少年那里得到这种反应，但现在，八岁或十岁的孩子身上也会有这种无动于衷的反应。

露西娅：沙子对他们没有吸引力吗？

玛丽亚：没有。他们的内在没有想象的能力。一个小女孩看着成套的沙具，说："好吧，我不知道该做什么。"沙具或沙子没有吸引她。我必须帮助她与她的内在体验联结起来。我知道她喜欢动物，所以我这样说："好吧，让我们用动物做点什么吧。"

露西娅：那么你在做的就是帮她重新发现她的自性，她的内在自性。

凯：在自由而受保护的空间里。

玛丽亚：另外，我还通过她的想象力和游戏能力来帮助她找到与自己内在世界的联结。

露西娅：我和孩子工作时有类似的经历。我发现他们可以玩玩具屋，他们可以玩游戏。

玛丽亚：缺乏想象力与依恋方面的困难相关。

露西娅："依恋障碍"（attachment disorders），现在我们很多人意识到它是一个很大的问题。我们依恋于电脑。障碍在于，或者是失衡的状态在于，与天然的自性相依恋、相联结或与自性和谐相处的能力出了问题。"依恋障碍"通常意味着你不依恋于某一个人。你不喜欢妈妈，或者你不能接受另一个人是重要的。孩子不能这样做的原因是，他们——他们自己——与自己内在的自性没有联结。

玛丽亚：与内在自性的联结并没有建立，需要在与母亲的关系中确立。

露西娅：事情正在发生变化。大约五六年前，当父母打电话来想让孩子接受治疗，但孩子有时不想来的时候，我会说："好吧，贿赂他们，把他们带到麦当劳或者给他们一些饼干什么的。"然后，当他们进入我的沙盘室时，在有着琳琅满目的沙具的沙盘室里，他们想要回来。每一个孩子，当他们看到沙子和沙具的时候，会想要回来。现在你是说——

凯：有变化了吗？

玛丽亚：是有一些变化——是的。

露西娅：啊！那太可怕了。

玛丽亚：还有一些孩子能够而且**确实**在沙子中做得很好；但是我看到更多的孩子没有建立起这种联结。

露西娅：那太可怕了。有人说，针对孩子们的电脑游戏很有创意。你怎么看？所以当孩子可能需要做白日梦的时候——

凯：或者做他们的游戏的时候。

露西娅：相反，他们坐在椅子上，坐在一个已经结构化的东西面前，他们所要做的就是按下一个按钮。他们不需要创建一个角色。他们不需要……什么？

凯：想象。

玛丽亚：还有视频和视觉刺激。它也不允许有想象。不像阅读。当你阅读的时候，你必须想象它看起来像什么。

凯：这就是阅读《哈利·波特》图书比观看《哈利·波特》电影更好的原因。

露西娅：在那个特定的时间的特定时刻，当孩子能够自由地成为任何他想成为的人的时候，这就是多拉所说的自由空间的全部，不是吗？

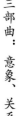

凯：既有自由又有保护，这是不常见的。但是，他们应该有时间同时拥有两者。

露西娅：在他们的生活中，还有哪里可以这样做呢？

凯：除非他们有一个很好的妈妈。我曾在同一个年龄段的不同孩子的家里待过，有的孩子家里的房间乱糟糟的，一点事也没有。孩子过得很好。有的孩子家里房间整洁，但孩子显然不开心。我知道这里的优先次序是错误的。房子的整洁比孩子的幸福更重要。

露西娅：我们谈论这些的时间越长，我就越害怕。

凯：嗯。是的，我认为这非常好。

露西娅：现在，作为治疗师，我们意识到孩子们正在——

凯：被剥夺。

露西娅：被剥夺，被驱逐，被破坏，孩子的自性的自然创造力被关闭。

凯：被挫败了。

玛丽亚：没有被培育。

露西娅：受挫，没有被培育。我们作为治疗师要做些什么？

玛丽亚：作为治疗师，我们要做的事情很多。当然，我们需要扩展我们的观念——关于自由而受保护的空间意味着什么。自由而受保护的空间包括——

凯：对治疗师的依恋。

玛丽亚：对治疗师的依恋，对空间的依恋。

凯：或者在他们来到沙子面前之前，采取各种措施。

玛丽亚：作为治疗师，我们不得不采取措施让他们来到沙子面前，而不是假设孩子会进来，被琳琅满目的沙具深深吸引。

露西娅：不会的——不会那么奏效。

凯：嗯，这很有趣，因为那就是现在即将成为治疗师的人的感觉。如果一个孩子进入他们的沙盘室，没有与沙子产生联结，他们就会感到挫败和气馁。明白事实就是如此，这能够鼓励治疗师继续下去，即使他们感到气馁。

露西娅：是的。那就对了。

玛丽亚：但是，当孩子进入沙盘室时，看到孩子断开联结，是非常令人伤心的。

露西娅：玛丽亚，对此你是怎么工作的？

玛丽亚：呃，我试着围绕那些对孩子重要的事情，与孩子产生联结。我会去找寻那些事情为什么对孩子而言是重要的。

露西娅：但是如果他们说，重要的是"船长"之类的游戏，或电视上或电脑上的一些东西，对于那些，你会怎么处理？

玛丽亚：好吧，我需要了解这个游戏。我需要知道他们在游戏中被什么所吸引。然后我会就此跟他们讨论。我会试着为他们建立一些联结——关于是什么如此重要，它们的意义是什么。

凯：正是你试图建立这种联结的事实，对孩子而言有着奇迹般的治愈作用。他们可能不会经常获得这样的关注。

玛丽亚：我记得一个小女孩，非常喜欢狗。于是，在我们面谈期间，她带着她的狗来，我带来了我的狗，我们在院子里与狗狗一起玩。慢慢地，我们开始通过狗建立了联结。

凯：嗯，嗯。很好。

露西娅：我发现一个非常有用的东西，特别是针对青少年做工作的时候，那就是仪式。例如，岩石和水晶真的对他们有吸引力。有一个年轻人，他总是容易发怒，我们一起谈到了土壤和岩石如何吸收水分，以及土壤和岩石如何吸收任何落在土壤上的东西。我问他："你在口袋里放一块石头，看看会怎样？当你觉得愤怒的时候，把你的手放在石头上，让怒气进入石头，留在里面，看看行不行？"这个小伙子穿着黑色的皮衣，头发尖尖的，还戴着链子；他是一个可怕的家伙，16岁了。他喜欢这个主意！每次他带回这块石头时，他都会说："好吧，现在我们需要把怒气从这块石头里排出来。"

凯：太好了！

露西娅：于是我们把怒气从石头里排出来。然后他把石头放回口袋里。

玛丽亚：嗯。我喜欢这一点。

露西娅：所以远古的仪式保持着神圣感或与大自然的联结。美国的原住民知道这一点，而我们也知道这一点——在更深的水平上。一个小女孩非常喜欢水晶，"因为它们很漂亮"。然后我和她一起阅读，了解到玫瑰石英能够增强自信，并给人以舒适的感觉。她很喜欢这个！于是我们做了一小块珠宝。我们利用一个小小的仪式来引导她回归真正的自性。有时刚开始的时候，如果他们不喜欢玩具，他们可能仍然喜欢自然的东西：石头和——

凯： 种子和橡子。

露西娅： 是的，所有的孩子都喜欢来自大自然的小东西，或者属于世界不同地区的古代文化的物件。

玛丽亚： 这一切都有助于孩子们与内在和外在世界产生联结，通过——

凯： 大自然的或非人类的事物。

露西娅： 你们记得多拉在她的视频中说，其中的一个问题是我们与本能的自性失去了联结吗？本能的自性是治愈、发展和自性化的一部分。要回归这种本能的部分，也许是通过动物——

玛丽亚： 或者通过属于大自然的物体回归本能，然后通过一种针对每一个特定的孩子而言独特的仪式来建立联结，以便他们开始想象在外部世界、在沙具或大自然中的神秘。

凯： 他们体验到一些东西，这是他们以前从未体验过的。

玛丽亚： 然后有一种内在和外在的联结——

凯： 这是治愈和自性化的基础。

玛丽亚： 我们现在要做的是采取更多的步骤，让他们进入沙盘室，因为电视、视频和电脑在与沙具竞争。

露西娅： 它们确实在竞争。我们需要更多地学习如何吸引孩子们到来。

凯： 我想我们可以通过关系来做到这一点。我们可以做一些事情，让孩子感到被欣赏、理解和珍惜。只要关注他们说了些什么——倾听即可。或者让他们知道我们喜欢和他们在一起。或者加强他们觉得自己很好的感觉。我曾经告诉孩子们的母亲两件事情，首先是："当你的孩子完成了一些他们感觉良好的事情时，可以说一些类似的话语：'你这样做，肯定自己感觉非常好。'"这样做并不是一种赞美，或者说你对此感觉如何，而是在肯定他们关于自己的良好感受。其次，我会告诉母亲："让他们知道，与他们在一起的时候，你是快乐的。"

露西娅：而且作为治疗师，我们与他们在一起时是快乐的，我们可以让他们知道。

凯：是的，很快乐。母亲们似乎对此感到很惊讶。但是有效果，她们与她们的孩子之间的关系得到了改善。我认为，作为治疗师，我们可以自然而然地使用这两种技术。这与在沙盘中使用意象是完全不同的，但我认为这是沙盘游戏工作的另一个部分。这是治疗的关系部分。

玛丽亚：这非常重要，凯。在这个时代，父母非常忙碌，他们可能不记得，也不知道需要花时间来这样做。或者有时候他们自己都找不到快乐的地方，所以只剩下我们来提供这种快乐。因此，把我们看到孩子时感受到的快乐反馈给孩子，或者当孩子对自己感觉良好时，我们把他们的感受反馈给他们，这些都是很重要的。

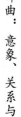

凯：是的，这就是我的意思。作为治疗师，我们可以做到这一点。

玛丽亚：那是自由而受保护的空间的一部分。对于大多数孩子，当我看到他们时，我会微笑。

凯：是的。那么，你可能确实乐在其中。

玛丽亚：把这种快乐和愉悦带到孩子的生活中是非常重要的，看到孩子们，我会感觉快乐而愉悦。因此孩子的感受会非常好。

露西娅：这不就是我们看到沙画创作的时候所做的吗？我们会认可他们，会说："你肯定对你所做的沙盘感觉很好。"

玛丽亚：它是不是很漂亮——很可爱？

露西娅：真的非常奇妙。我们做的就是那两件事。

凯：是的。我们欣赏他们所做的东西，尽管沙盘中可能会有混乱。

玛丽亚：我们不是在评判沙盘，而是在欣赏沙盘中的游戏、做沙盘的过程、沙盘中的创意，以及他们对沙盘的感受。

露西娅：所以我们一直在照顾内在的儿童。玛丽·理查兹（Mary Richards）有一首诗，我在这里不能全部引用出来，但是里面写着："面对每个大人的脸，我都能看到孩子。"（Richards，1962）内在的儿童在那里，需要像孩子一样同等被重视、赞同、爱和认可。有时候，我与成年人工作时，如果我和那个内在的儿童交谈，我看不出有太多的不同。

凯：当然，对孩子来说，整个房间都是治疗的一部分。但是，对于成年人来说，除非你正在做沙盘游戏治疗，否则你只是和他们在一起。

露西娅：对的。这是不同的。

玛丽亚：我想花最后一点时间谈论成年人的内在儿童以及成年人进行游戏的能力。对有些人而言，与沙盘游戏或沙具，或与他们自己内在有趣的、孩子般的或创造性的部分产生联结，是非常困难的。

凯：尤其是男性。

露西娅：呃，我们已经对他们这样做了。你知道的。当他们成年的时候，内在的儿童正躲藏起来。这真的令人伤心。

玛丽亚：那我们怎么让他们参与到沙盘游戏当中呢？

凯：有一位治疗师观察到，与男性相比，有更多的女性使用沙盘游戏。我注意到，当时接受我的治疗的所有男性都使用了沙盘游戏。并且使用沙盘游戏本身——即使是第一次使用它——就是有治愈作用的。对男性来说，它是一种休息，能做一些不同的事情。与女性相比，男性已经失去了更多的游戏的能力了。

露西娅：他们当然失去了更多的游戏的能力！他们在那里与所有人竞争。他们是否只是需要休息一会儿，需要有自己的节奏和时间，这并不重要了。男人认为他们最好不要坐下来休息。我们都必须成长，在成人的世界中发挥作用，但我们怎样才能让内在的儿童充满活力？

玛丽亚：而且我们如何保持想象的活力？

露西娅：那就是儿童的本来面目，儿童都是喜爱游戏的。

玛丽亚：在人生的各个阶段，游戏都是人类生活的一部分。游戏、想象和创造是我们与生俱来的权利。而成年人和孩子都被剥夺了这些与生俱来的权利。这对整个社会都造成了伤害。

露西娅：你说得没错！

玛丽亚：如果创造力被培养出来的话，人们在智力上会表现得更好。

露西娅：从一开始就培养。

凯：如果从一开始就没有被培养，那么为儿童和成人提供一个富有创造力的、游戏的空间是必不可少的。

露西娅：如果从一开始，成人没有得到鼓励的话，我们就会面临倦怠的现象。他们用尽了储存的少量资源，而且他们几乎没有能力去创造和想象还能有什么。没有什么可以超越。

玛丽亚：但是我们，作为沙盘游戏治疗师，试图为他们创造空间。

露西娅：我们努力尝试。就是这样。

玛丽亚：我喜欢我们自称为沙盘游戏治疗师，因为我们强调的是游戏，而不是做沙盘。目的不是做沙盘，而是游戏。

凯：是的，游戏。我听说，如果这个治疗方法被称为别的什么——不用"游戏"这个词的话，那么会有更多的男性治疗师采用沙盘游戏疗法。

露西娅：去除"游戏"就是去除对沙盘游戏治疗的整体理解。

凯：这是整体的主旨。

玛丽亚：玩游戏就是治疗这个观点是非常重要的。

第十章　玛丽亚·埃伦·基亚亚论儿童

　　根据温尼科特的说法，"游戏是一种非常激动人心的……自亲密而可靠的关系中产生的一种魔力……这种关系是由母亲的爱或她的爱/恨所驱使的"（Winnicott，1986，p. 47）。他接着说，当一个孩子不能游戏的时候，这是一个要特别关注的主要症状。大多数孩子对于沙盘游戏中琳琅满目的沙具，会觉得非常神奇，但也有一些孩子没有这方面的体验。这可能是由于依恋方面的问题和/或由于电视、视频和电脑游戏以及过多的计划好的活动而造成的过度刺激所导致的。

　　与这些孩子一起工作时，通过与他们的关系来创造一个自由而受保护的空间是至关重要的。需要关注共同移情，同时也需要在共同移情中做工作。即使孩子表现出非常困难的行为和症状，也要从积极的角度来看待孩子，这一点非常重要。我甚至会进一步提出，我们必须爱孩子，每一次我们看到他们的时候，要能看到他们身上好的方面，并欣赏他们。随着时间的推移，孩子们会对我们共情的关爱做出回应，通过我们对他们的体验开始了解他们自己，并最终开始开放。慢慢地，孩子可能冒险分享内心的感受、梦境和想法，让治疗师与自己的这些部分进行交流。一个想象的游戏开始，并由治疗师来培育。治疗师必须把这一游戏看作一株脆弱的小苗，需要保护和照顾。

　　当幼苗被滋养和浇水时，它会生长；从这种分享中，想象的游戏得以扩展。最终想象的游戏会把沙盘游戏中的一些沙具包含在内，使游戏者创作出一幅沙画。有时候，成年人的内在有一个孩子，这个孩子从未游戏过或已忘记如何游戏，我们也以同样的方式让成年人参与，以让游戏成为可能。

游戏发生在作为媒介的空间中，也即发生在内心与外在体验之间（Winnicott，1986，p. 41）。当身处外在世界的治疗师共情并对孩子的内心世界产生兴趣时（甚至在创作沙画之前），一种内在与外在、言语和非言语的对话就开始了。这种对话发展成为沟通的游戏，在治疗师和孩子之间创造了意义。我们帮助孩子们创作关于他们的内在体验的故事，而这些故事最终会成为游戏和沙画创作的萌芽。富有想象力的游戏开始蓬勃发展。

在沙盘游戏中，在创作沙画的过程中，我们可能会让自己全新的一部分诞生，或者我们自己的这一部分可能是第一次与另一个人一起体验。它可能表现为出生，并与原型的或神圣的儿童有关。儿童原型是自性化的一个方面。在自性化中，儿童的象征代表人格中意识和无意识元素的综合；它统合对立面，形成整体。

在儿童和成人的沙盘中，我们可能会发现被遗弃、孤独、受伤、暴露的儿童——我们在神话中发现的关于儿童英雄或儿童神祇的主题。这是指孩子或成人遭受的个人的困难，以及在自性化中面临的困难。荣格写道：

> 世界上没有任何一个人欢迎这一新生，虽然它是大自然母亲最宝贵的成果，也孕育着未来最丰厚的果实，意味着更高的实现状态。这就是为什么大自然，这个本能的世界，把这个"孩子"带到了它的羽翼之下：它是受到动物的滋养或保护的。
>
> （Jung & Kerenyi，1973，p. 87）

当动物和它们的婴儿，或保护人类婴儿的动物出现在一个沙盘上时，我们感到温暖，并感到充满希望，因为我们正在体验自性中的完整感和容纳感。新的自性已经涌现，它正受到保护。

对于孩子，我们感受到潜能和可能性，因为他们处在生命的起始之处。儿童的象征拥有相同的潜能和可能性。但荣格采用了生命的起始之处这一观点，并扩大到包括生命的结束在内。他指出，儿童的象征

> 既是开始，也是结束……从心理上讲，这就是说，"儿童"象征

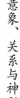

着人类的前意识（pre-conscious）和后意识（post-conscious）的本质。他的前意识的本质是童年最早期的无意识状态，他的后意识的本质是对一种类比为死亡后的生命的期待。在这个观点中，心灵完整性的包容一切的特性得到了表达……"儿童"是所有被遗弃和暴露的，同时是神圣而强大的；是微不足道、疑窦丛生的开始，是凯旋的结束。人类的"永恒儿童"是一种难以言喻的体验，一种不协调，一种障碍，一种神圣的特权；一种无法估量的事物，决定了一个人格的最终价值或是否毫无价值。

(Jung & Kerenyi，1973，pp. 97 - 98)

荣格所说的，当然不是人类的孩子，而是永恒、神圣的儿童原型。

  沙盘游戏为人类的孩子或成人内在的儿童提供了游戏的机会。通过游戏，包括内在的游戏和外在的游戏，意识和无意识相遇，沙盘游戏者可以体验到从婴儿期到童年期的儿童和/或原型的神圣儿童——自性。我们可以体验到被遗弃和忽视的一切和/或神圣而强大的一切。我们无论遇到什么，都会遇到儿童和游戏，同时会遇见儿童的原型。而且还有机会去触碰和体验"永恒的儿童"，这是一个不能用语言来描述的体验，只能通过意象来形容。荣格把人类的"永恒儿童"描述为"难以言喻的体验"（Jung，1973，p.98）。沙盘游戏，通过游戏把意识和无意识投入其中，可以使我们拥有这种难以言喻的体验。

第十一章　凯·布莱德温论儿童

荣格学派的理论框架内出现了两种针对儿童的治疗方法。荣格本人没有留下针对儿童工作的指导，因为他和他的早期追随者坚持认为，儿童的问题在很大程度上是父母把自己的阴影投射给孩子导致的。通过治愈父母，儿童也可以得到治愈。几乎在同一时期，迈克尔·福德姆基于弗洛伊德学派中梅兰妮·克莱因的一些工作，发展了他的儿童治疗方法，而多拉·卡尔夫正在发展沙盘游戏疗法，她参考了荣格学派中埃里希·诺伊曼的一些理论。

福德姆和卡尔夫的儿童治疗方法被认为是有很大分歧的，福德姆注重对发展方面的解释，卡尔夫则侧重于沙盘游戏中的意象，避免解释。汤姆·基尔希（Tom Kirsch）指出："与在世界的其他中心一样，在旧金山这两种方法的彼此分歧也多于它们的相互补充。"（Kirsch，2000，p. 88）

为了比较这两种方法，布赖恩·费尔德曼（Brian Feldman）和我（我们都在旧金山荣格研究院担任讲师）比较了接受我们的分析的两个孩子的治疗过程。布赖恩将福德姆的发展的方法用于治疗一个七岁的男孩，我则用沙盘游戏的方法来治疗一个九岁的女孩。当我们审视两个孩子的治疗过程时，我们发现了一些共同的方面，尽管两个孩子及他们的问题的性质和病因方面有着显著的差异。两者的基础是自我治愈的力量。这些孩子在共情的治疗师提供的安全的地方，自由地做自己想做的事情，他们自己指导治疗。

认识到我们的调查结果的重要性，布赖恩和我共同撰写了一篇文章：《运用卡尔夫和福德姆的方法进行的儿童心理分析》（Bradway & Feldman，2002）。以下是我们对两个孩子的治疗总结的编辑好的版本、我们关于治疗的共同方面的列表，以及我们的总结发言。

布赖恩对鲍比的总结

心理发展史表明，鲍比（Bobby）还是小婴儿时，性格非常温和。在十个月的时候，他开始出现吞咽困难，随后进行了几次外科手术，最终的状况是可以准确地诊断为精神病性。当我第一次见他的时候，他不会直接和我说话。游戏的内容包括拆解物品，拆开铅笔和钢笔，把洋娃娃切成小碎片。游戏室处于一片混乱的状态。

我和鲍比的联结最终通过他使用的一个毛绒狗而建立。他说那只狗想要杀死我。渐渐地，这只狗开始越来越多地与我联系起来。最初，鲍比说，狗恨奶头，想要把我的"小鸡鸡"（阴茎）扯下来。之后，狗因为讨厌我而受到惩罚。渐渐地，鲍比开始告诉我他的梦。

后来鲍比开始更直接地接近我，但经常是以具有攻击性的方式。他企图把物品放在我的衣服里面，特别是一个小毛绒玩具，一只名叫"吱吱叫小姐"的老鼠，她成了鲍比和我之间的过渡依恋物。渐渐地，鲍比会通过运用这个毛绒动物来扮演一些主题。有时鲍比想让吱吱叫小姐待在我的衣服里面，我会让她安全地待在那里。其他的时间，她与一个充满攻击性的婴儿联系在一起，想要把我里面的衣服撕毁。吱吱叫小姐想要吃掉我，以便控制我。鲍比开始叫我"怪医生"或者"疯医生"。他似乎试图把他人格中的精神病性部分投射到我身上，这样我可以帮助他消化他未被代谢的和无法容纳的攻击性和愤怒。在面谈的时候，他试图控制我的一举一动。有时候他试图攻击我的阴茎和肛门。在他攻击我的时候，我自己也觉察到了自己的愤怒情绪。他激活的感受的深度和幻想，让我觉察到，他多么需要把他的愤怒和绝望传达出来，他需要利用我的思维和想象的能力来帮助他体验被容纳，体验安全。

在暑假之前，鲍比要求把一个海龟玩偶带回家，这样他在假期见不到我的时候可以对我有一些记忆。

后来，在移情中出现一些明显的矛盾之后，出乎我的意料，鲍比对我说："你是个好人，因为你帮助我思考我的问题。"

对于鲍比来说，整合的体验包含了感受到内心的平静、活力和爱的时刻。随着治疗的进展，他的照顾者注意到了更多的进步，他与外部世界的关系以及他在家中和学校中的关系都有改善。他有更多的能力来集中思想和学习，人际关系也较少因焦虑和攻击性而变得紧张。

凯关于凯西的总结

当凯西（Kathy）被转介到我这里接受沙盘游戏治疗时，她九岁，在学校里遇到了越来越多的困难。她的诊断评估部分如下："与低自尊，并且不能在人际关系中坚持自己的意见有关的严重情绪问题。至少是平均的智力水平，但书面语言差，视觉运动协调性差，支持阅读障碍的诊断。"她的父亲对于她在学校里的低能表现非常生气，常常指责她"不努力"，但他在四个月前已经去世了。

凯西避免与我有言语方面的交流，但很乐意做沙盘游戏。在她的初始沙盘和后来的几个沙盘里，她把围栏放在动物周围，特别是在表现出愤怒甚至坚持自己的观点之后，这反映出她需要找到控制愤怒的表达的方法。举例说明一下，在一个沙盘中，凯西让我们用玩具大炮相互射击，而在另一个沙盘中，描绘的是一个大炮射击正在咆哮训斥女儿的母亲。在接下来的面谈中所做的沙盘里，她会用围栏围住动物。渐渐地，她能够创作有围栏外的动物的沙盘。

凯西的许多沙盘显示了对男和女、好和坏、孩子和成年人之间的差异的关注，后来渐渐地让位于这些不同面的更大的统合。例如：起初，沙盘中所有的男孩都被描述为坏孩子，所有的女孩都是好孩子；后来，会同时出现好男孩和坏女孩。最初，花园与学校是分开的；之后，它们合并到了一起。起初，孩子们在一所学校里，大人在外面；后来大人们也被放进了学校里。最后，她做了一个描绘"每一个人的城市"的沙盘，里面有男孩和女孩，孩子和成年人，黑人孩子、美洲原住民和日本人。

凯西坚持要我把一些玩具放在一起，当我遇到麻烦时，她会嘲笑我。然后，当我成功时，她便扬扬得意地说："我告诉过你，你可以做到的。"

有一次，凯西想从柜子里拿东西。我觉得有必要挫败她的意愿，因为柜子不是我的。我们对此争吵了起来。我真的感觉很焦虑和愤怒。最后，我变得宽宏大量一点了，撤销了严格的禁令。她体验到了"胜利"。

当因为假期需要分开一段时间时，凯西在假期前的最后一天给我带来了一把卷笔刀，她还在黑板上写下了"爱"。

在最后的沙盘场景中，凯西让我们一起用沙子做一个城堡，她说一位公主住在城堡里并解释道："她的父亲把她留在那儿。"我问，他对她是不是有恶意，她回答说："不。他保护了她。"然后，她让我们一起向城堡里射击，说在战斗正在进行的时候，公主去了城堡的底部，在那里她可以保护自己。在寻找一颗失落的子弹时，凯西摧毁了一切。我认为这标志着她从消极的父亲情结中解脱出来，并且肯定了积极的男性气质以及自我对这一男性气质的运用。她似乎已经充分体验到了原本积极的女性气质的消极面和原本消极的男性气质的积极面。

在早期的一个沙盘场景中，凯西描绘了一条小溪，说它里面有毒药。在最后的沙盘场景中，她描绘了一条小溪，并且说："它穿过一座桥而来，流出来的是纯净的水。"在沙盘室里的最后一次面谈中，凯西在黑板上画了一个男孩和一个女孩去参加晚会。

在接下来的六个月里，我在工作室里每个月见凯西一次，这期间她在学校的学业和人际关系都有了稳定的改善。治疗经双方同意终止。与她母亲后来的通信表明，她变得更快乐了，信中还包括一张报告单，上面都是好成绩。

共同的方面

布赖恩和我发现，尽管有性别差异、年龄差异（鲍比七岁，凯西九岁）、其发展受到干扰时年龄上的明显差异（鲍比大约十个月，凯西大约六岁），以及干扰的性质方面的差异（鲍比，缺乏适当的包容，母亲水平：要成为什么而被爱。凯西，缺乏对她的成绩恰当的回应，父亲水平：要做什么而被爱），但在对两个孩子的治疗方面，还是有一些共同点。

我们在这两种疗法中发现的共同点如下：

1. 两个孩子最初都避免一切言语交流。

2. 两者都通过玩具进行沟通。

3. 两者都控制着游戏和玩具（狗；沙具）。

4. 两者都关注"好"和"坏"。

5. 两者都通过治疗来应对对不受控制的愤怒的恐惧。

6. 两者都通过使用"玩具"来表明对治疗师的消极情绪。鲍比说狗想要杀死布赖恩。凯西让凯和她一起用玩具大炮互相射击。

7. 两者都把治疗师放在一个可以让孩子体验权威的位置。（布赖恩："……他试图控制我的一举一动。"凯："凯西坚持要我把一些玩具放在一起，当我遇到麻烦时，她会嘲笑我。"）

8. 两位治疗师都觉察到了自己的愤怒感受。

9. 两个孩子都在与治疗师分离的前一天，提供了一个适合自己发展水平的具体的物品，在治疗师和孩子之间传递：鲍比，一只海龟玩偶（鲍比向治疗师要来的）；凯西，一个卷笔刀（孩子送给治疗师的）。鲍比的海龟来自他的治疗师，在他的发展水平代表了一个过渡依恋物；凯西的卷笔刀是给治疗师的，与缓解她在学校中遭遇失败的问题有关。

10. 两个孩子都对治疗师表现出越来越多的爱的情感，这些爱又反映在外部世界、家庭和学校的关系当中。

11. 两个孩子的学习能力都增强了。

两种疗法的总体共同要素是自我治愈的证据。布赖恩和我对分析过程的共同描述是："当身处困境的孩子受到共情的治疗师提供的自由和安全的容器的保护时，治愈和成长的双重渴望启动了心灵的整合功能。"

沙盘游戏三部曲：意象、关系与神秘

第十二章　露西娅·钱伯斯论儿童

与我们一同升起的灵魂，我们生命之星辰

已经安顿在他方，

从远处而来：

不是完全健忘，

也不是彻底赤裸，

我们来了，带着一缕荣耀的云彩；

来自上帝，他是我们的家：

天堂位于我们身边，在我们的婴儿期！

（威廉·华兹华斯，《不朽颂》，1807）

孩子们有一种神秘的力量！当一个蹒跚学步的幼儿在道边跌跌撞撞地走路，或者坐在母亲膝上的婴儿咯咯大叫，或者一个孩子高兴地笑起来时，所有的目光都被吸引着朝向他们。许多人的嘴边盈起了笑意，路人驻足观望。广告制作者知道，婴儿的形象，特别是面部和眼睛，会吸引注意力，令铁石心肠也变得温柔。当我们看着一个孩子时，我们可以体验到生命之光芒，如此奇妙，充满了迷人的新发现的机会。无垠的可能性、无限的潜能和创造性——华兹华斯的"荣耀的云彩"——作为儿童原型，潜藏于集体无意识当中。黄金儿童、神奇之子、神圣儿童是我们用来指称潜藏在儿童的象征意象中的伟大力量的术语。荣格说，儿童会唤起成年人的原始渴望，那些因为适应文明而失去的未满足的欲望（Moore，1992）。儿童自发而兴奋地做出反应，对于看到更多、触碰更多、品尝更多……成为更多的无限扩展的能力，欣喜不已。儿童象征着创造的神圣潜能，这种越来越强的能力总是朝着我们自己的整体或自性来推进。

　　除了金色的"荣耀的云彩"之外，儿童还背负着另外一面——被遗弃的方面。荣格把这一儿童原型描述为一切被遗弃、暴露、脆弱而又神圣强大的事物（Moore，1992）。在神话和童话故事里，孩子迷失在森林中，被女巫的烤箱里的火焰所击中，被狼吃掉，从家庭中被排斥出去，甚至在快要出生的时候，却在客栈里找不到房间。这个特殊的孩子完全暴露于具体现实的沧桑之中。很多时候，看着沙中早期出现的场景，我们会看到一个婴儿或几个婴儿被埋在沙里，或孤独无助地躺在那儿。在这些场景中，有一种深切的孤独、渺小和恐惧感，这种感受是我们尽力避免或压制的。我们的教育制度的目标似乎是要对孩子"揠苗助长"。我们有各种图表来界定"正常行为"，实际上所谓的正常行为就是安静、顺从、不调皮捣蛋，或者遵守每日的教学计划。成年人对于幼稚或不成熟的行为是持批评态度的。当我们无法理解某人的态度或行为时，我们会说："哦，成熟一点吧！"在沙盘室里，当成年人被告知可以在沙中游戏的时候，他们往往会感到尴尬和困惑。有一位男性对我说："我不知道怎么做，我觉得很愚蠢。"而我知道，在这个房间里，有一个被遗弃、被忽视甚至有可能被虐待过的孩子。

　　儿童被遗弃、被忽视和被虐待的发生率越来越高，也获得了越来越多的关注。今天的孩子们正在表现出对内在黄金儿童的忽视，并向我们展示了各种愤怒、冷漠和过激行为。为了重新获得这一特殊的内在儿童，获得它充满活力和快乐的希望，我们需要不带羞愧地说："我不知道。"我们必须接受并承认自己的渺小和脆弱。我们必须找寻禅者的"初心"，因为"我实在告诉你们：凡要承受神国的，若不像小孩子，断不能进去"（《新约·马可福音》10∶15）。

　　希尔曼在他给艾伦的书写的序言中评论说，应该从理性的现实主义中逃离，退后，朝向内心，逃离至儿童灵魂的内在特性——恢复儿童自己的幻想活动的真实性。这些想象的特性创造了未来的现实，这一现实使人类的意识得以扩大并且更深刻（Allan，1988）。沙盘游戏能够邀请人们进入那些儿童的内在特性，进入想象和幻想的浩瀚之

沙盘游戏三部曲：意象、关系与神秘

处，回归到脆弱和惊奇当中。我跟一位女性做了五年的沙盘游戏治疗，每周一次，她告诉我，她不会再来治疗了。我们曾经一起挣扎，面对她从两岁开始遭遇的可怕的性虐待、无数次的自杀企图、被强奸、重度抑郁和三次罹患癌症的种种经历。现在，她正面临与工作有关的身体残疾问题。我想知道她将如何继续下去。我们定期打电话，这样她可以听到我的声音，感受到我们的关系的连续性。大约一年之后，她说："有一天我正在玩沙，我记起了**我**，那个所有可怕的事件没有发生之前的那个**我**。突然间一切都显得如此美丽。而且你很漂亮，房间很漂亮，玩具很漂亮，而我，也很漂亮。现在我仍然记得那一时刻。"

孩子们总是对成年人表现出极大的宽容。

（St. Exupery，1943，p. 17）

第四部分

母 亲

第十三章　母亲三部曲

　　玛丽亚：我的问题是：沙盘游戏与母亲之间的关系是什么？我们为什么要谈论母亲？

　　凯：如果我们转到多拉·卡尔夫和埃里希·诺伊曼的理论，发展的主要挑战之一就是在个体的心灵中建立母子联合体。在沙盘游戏治疗中，我们可以看到一个问题：在沿着发展的方向上的某一个地方，母子联合体还没有建立。而根据诺伊曼和卡尔夫的理论，要建立自性，你必须已经拥有母子联合体的体验。

　　玛丽亚：所以你说的是，母子关系，以及这种关系中的联合体的体验，对于建立自性的体验至关重要。

　　凯：是的。在沙盘游戏中，我们会看到这个母子关系的一些体验和表达。做沙盘游戏的过程中，会出现一个时刻，在这个时刻，沙盘游戏者会放入一个孩子和母亲的组合，或者是一个婴儿和母亲的组合。通常，当第一次进入沙盘时，它可能会以动物妈妈和动物宝宝的意象出现；或者是来自更远的文化，如亚洲或非洲的母亲和孩子；或者可以在诸如圣母圣子之类的诸神的形象中看到。所以这些通常首先出现，然后，随着沙盘游戏者继续工作，他们开始使用来自他们自己的文化的形象。所以，母亲是沙盘游戏中非常重要的一部分。

　　露西娅：当我们谈论母亲的时候，沙子很重要。沙子可以表征大地和身体……

　　玛丽亚：母亲的身体。

　　露西娅：还有母亲。所以，我认为，大地是**原初物质**（*prima materia*）。凯，那是不是主要的物质？

　　凯：它是黑色的物质。*prima* 的意思是第一个，原初物质意味着第一种物质。

露西娅：我们通过手触摸沙子体验到了原初物质，它把我们带回到大地和母亲。

玛丽亚：matter（物质）一词来自拉丁语 *mater*，意思是母亲。

凯：我忘记了这一点。而触摸是宝宝与妈妈在一起的第一种感觉。

露西娅：你没有见过有人进来，只是触摸沙子吗？

凯：或者避免触摸沙子。

露西娅：或者避免触摸沙子。是的。那就对了。是不是说，当沙盘游戏者触摸沙子的时候，他们正在朝着母子联合体发展；而当他们不想触碰沙子的时候，他们也在回避母亲？

凯：是的，他们害怕母子的体验。然而，如果你给了沙盘游戏者他们从未拥有过的好母亲的体验，或者重复他们所拥有过的好母亲的体验，那么这会使他们能够触摸沙子，在触摸沙子之时，也是在触碰大地。他们可以做到这一点，因为他们和你在一起时感到安全。

露西娅：一些人在很早的时候，关于安全感的体验就已经被打破了。

凯：或者是被打破，或者是从未建立过安全感。作为沙盘游戏治疗师，我们可以通过欣赏和珍惜沙盘游戏者所做的任何东西，来建立或重建一种安全感。而这就是一位好母亲所做的。那样可以给他们一个好母亲的体验。

露西娅：对。所以从隐喻的角度来说，这就是回去，回到母亲的身体里。不是吗？然后还有另一次诞生，自性的诞生，一个完成或完整的体验。

凯：也许不是一开始就发生的。

露西娅：是的，你必须回到黑暗中，然后再次进入光明。如果与母亲的联合不够充分，那么沙盘游戏者可能需要重生，因为自我已经被损坏了。

凯：自我-自性轴还没有建立。

露西娅：没错。所以，自我与自性的关系被破坏了。

凯：或者还没有建立起来。我正在思考西尔弗曼一篇题为《妈妈和我是一体的》的文章（Silverman，1985）。有两组精神病患者，研究者为他们提供了阈下视觉信息。一组收到的是中性的信息，如"这是美好的一天"，另一组收到的信息是"妈妈和我是一体的"。与收到中性信息的群体相比，收到"妈妈和我是一体的"信息的群体，其病理学症状减轻的幅度要大得多。因此，这是无意识，而不是意识，正在体验与母亲联合的信息。我认为这是非常强大的。

露西娅：这对于沙盘游戏治疗师来说，是一个巨大的要求——或需求，因为如果我们不能以**完全**接纳的方式在阈下的水平上出现，那么我们就会重复创伤。

凯：就是这样。这在言语治疗中也会发生。并不仅仅是沙盘游戏。这就是治疗师必须自己做体验的原因。他们必须处理好自己的创伤。

露西娅：不过，尽管如此困难，但对于沙盘游戏治疗师来说，似乎更容易一些。在言语治疗中，我们总是回过头来说："好的，向我讲讲你的母亲。"然后对此有一个旷日持久的对话——永无止境，一次面谈接着一次，关于痛苦**以及**被遗弃、创伤。这样的对话以言语的方式进行，可以永远持续下去，很难从中解脱出来。

凯：治疗师可以通过言语的方式进入母子联合体，然后他们可能会导致发生消极的移情/反移情。

玛丽亚：有时候在言语治疗当中，通过共情的调节，有能力从消极面走向积极面。

凯：对，但是你使用的是非言语的工具：共情是非言语的。

玛丽亚：是的，你处在非言语/前语言的领域。你处在对所发生的事情在情绪上共情地做出回应的领域。有时候，在我工作之时，我可以分辨出某个人正处在前语言的母亲的领域，因为我说了什么话并不重要。他们倾听的是我的嗓子发出的声音。

凯：是的。即使你正在说话，他们听到的也是你的嗓音，所以你是在非言语的领域。

玛丽亚：是的。他们不记得我说了些什么，但他们正在听我的嗓音，而这对他们而言就是安慰。在这里，我们身处原初的母子联合体的领域，我们正在那里相互回应。

露西娅：我们之前探讨了沙子和沙盘游戏工作中抱持的特性，即对来访者带来的任何东西的抱持。而抱持这一特性是母性的特质。

玛丽亚：是的。

露西娅：是抱持，而不是言语。而当言语从你身上被拿走，你不能再使用它们时，恐怕会有很多的恐惧和焦虑。人们总是试图回到言语上，但是当言语消失的时候，就会掉入非言语的阈下水平。但也许有时候这不是人们愿意冒险的，因为那时他们不能接触母亲或者触碰沙子。

凯：我总记得一个来做沙盘游戏治疗的女子。我认为她与我没有真正的联结，但我们的治疗继续进行。后来她把一个香水瓶盖放在沙中。我只见过它作为一棵水晶树而被放在沙盘中，还没有看到过其他的用法。因此，当她把香水瓶盖放进去时，我想着就是把它当水晶树了。但后来，当我问她香水瓶盖是什么时，她说："哦，我母亲也使用蓝调时光香水。"于是我明白，她已经在移情当中了。

露西娅：而且——你不需要把它说出来，你不需要——直接处理它。

凯：但是，当然，直到我们在沙盘游戏过程结束一段时间之后，我们回顾沙盘场景的时候，我才知道这一点。

露西娅：她当时没有告诉你这个？

凯：没有。于是我继续工作。如果我当时问她，"那个有什么用？"，我认为那会很糟糕。我认为她当时不想让我知道，她与我是有联结的，而且联结得非常之深。

露西娅：不，她不能这样做。

凯：所以它起作用了。后来，我可以看到她放入香水瓶盖的重要性。这是沙盘中移情的重要体验。

玛丽亚：是的。这是关于共同移情的美好例子。

露西娅：它很美好。你不必直接处理它。

凯：当时……我不知道它是什么。但是没关系。看到了吧，这就

沙盘游戏三部曲：意象、关系与神秘

是重点。这些事情发生了，我们不必理解所有的象征。而这正是很多沙盘游戏者所不能理解的。他们认为他们**应该**明白所有象征的意义。但是无论如何，非言语的工作适用于他们——即使他们不知道象征是什么意思。

露西娅：对的。

玛丽亚：但是你对其他的象征还有足够的了解，你知道发生了什么，了解沙盘室里的感受。你可以抱持她，抱持发生在她身上的事情——

凯：我知道我喜欢她——非常喜欢。而且我知道她正处在治愈的过程中，因为我可以辨识出一个人什么时候处在治愈的过程中。

玛丽亚：我就是这个意思。你知道有一些力量强大的事情发生了。

凯：没错，但是我并不理解那个象征，或者许多其他的象征。但我……是的，我知道她正处在治愈的过程当中。我知道她受伤了。我知道她正在努力做工作，而且……她的心灵也准备这样做。她定期来。我知道这是有效果的。并不仅仅因为她定期来。我从她正在做的沙盘就知道，**这**是有效的。

玛丽亚：是的。而且你可以看到——即使你没有坐在那里，也没有想"这个意味着这个，那个意味着那个"，你还是可以在她所创造的沙盘中，看到这一过程是如何深刻地展开的。你和她在一起，在那儿。

凯：我在那儿，和她在一起，但我想强调一点，我不**必**知道所有的一切。如果她感受到我珍惜她，如果她觉得被珍惜了，那么她可以继续前行。她知道我在那里，我在见证这一切。我不必理解它。

露西娅：不必要。我也有过这样的经历。一位女性，她童年期受过最可怕的虐待——极其可怕，她来我这里做沙盘。在沙子里有很多东西，我不知道这些是什么，我只是待在那里。她一开始没有告诉我很多，只是处理沙子。我知道它很沉重，因为——黑暗——我在沙子中看到的东西非常黑暗。但是我能抱持它。然后，当她走到言语分析的部分——当她觉得舒服，开始告诉我一些细节的时候，我要抱持它，非常困难，相当艰难。太多了！

凯：太痛苦了。

露西娅：太可怕了！但是在沙盘中工作时，我没有遇到麻烦。她非常有洞察力，她说："现在，我不知道你是否想听到这个。"第二次面谈之后我说："我也不知道我是否想听。但是沙子可以抱持它。"她说："是的，我知道它可以。"于是我们继续下去。但是在沙子中，有一些东西被搁置一旁了——个人的和自我的层面——于是你可以成为母亲，不需要自我进来说："她母亲怎么能这样对她呢？"这让我意识到我对沙盘游戏充满了感激之情。

凯：你在沙盘游戏中有过这样的体验，所以你可以很密切地了解，并且可以从这个了解之处，和她一起工作。

露西娅：做一个母亲并不容易。**确实**很难。

凯：充满挑战。

露西娅：不是充满挑战，而是非常**艰难**！因此，把一切交给沙子来处理，太棒了！

凯：沙盘游戏者可以把一个女巫的沙具放在沙中，并且把女巫的头砍下来；他们并不是直接告诉你他们想砍掉你的头，但你们之间抱持了这一点。

露西娅：或者用石头砸碎那些东西。

凯：或者把我的亲爱的小女巫的胳膊都拆下来，它们再也安不回去了。

露西娅：是的，我们能够抱持最可怕的经历。

凯：我们会更加怜惜沙盘游戏者，因为他们不是在个人层面攻击我们，同时我们知道，他们正在沙子上处理那些可怕的经历。

露西娅：是的。

凯：还有其他一些在沙中表达对于母亲的消极情感的例子。

露西娅：重要的是关注最靠近治疗师所坐的地方的沙子里有什么。

玛丽亚：例如，一个人拿着枪对准治疗师，就是很明显的例子；或者在靠近治疗师的地方放了一座火山。

露西娅：是的，这与对于母亲的消极情感有关，这与治疗师也有关。但治疗师不需要自动陷入这个角色。

凯：正是如此。他们必须珍惜，因为那是一个足够好的母亲的功能在发挥作用。

露西娅：是的。是的。

凯：我的另一个故事是关于一个二十出头的年轻女子。她来找我，她需要被珍惜。她需要被关爱。这样持续了很长时间。有一天，她进来了，她说："我不必再让你当我的妈妈了。"

露西娅：哦！

凯："我希望你不要只为了我自己而爱我。我想让你因为我能做的事而爱我。就像昨天一样，我参加了一个考试，并且获得了最高的分数。"于是我们都改变了，我获得了父亲的角色。我的治疗的第一部分经常是担任母亲的角色。但总有一天你必须真正改变。

露西娅：要做得更多了。

凯：做得更多。父亲的角色是欣赏你所做的事情，而母亲的角色是欣赏你自己。

露西娅：为了成长。我记得我刚开始学习心理学时，都是母亲的责任——一切都来自母亲，一切都归咎于母亲。我很讨厌这一点。但是在沙盘游戏中，母亲——或者是沙子，或者是所抱持的，那种所珍惜的——**可以**做任何事情。它可以促进沙盘游戏者整体的感知方式的改变。它能够做到这些，如果你和沙子待在一起，沙子会抱持它。

凯：可能需要很长、很长的时间。有时候这是非常令人沮丧的。于是你想："好吧，我会开始谈话。也许这会有所帮助。"然而并没有帮助。

露西娅：谈话根本没有帮助。它会使令人沮丧的感受持续更长时间。

玛丽亚：我有不同的体验。在治愈我自己的母亲创伤时，沙盘游戏让我有非言语的抱持的体验，一种接纳自己和被自己珍惜的体验，这是非常重要的。但是除了沙盘游戏之外，我还需要分析来治愈它。

露西娅：你的意思是常规的荣格学派的心理分析？你是这个意思吗？

玛丽亚：是的，我需要言语分析。关于沙盘游戏，我有这么多的感受。在沙里有什么东西让我感动，那正是分析过程的本质所在。但是我需要一个人，我可以用言语向他表达痛苦。沙盘游戏是必不可少的，也非常美妙，但是对我来说还不够。我认为，如果没有沙盘游戏，以及在非言语层面的抱持的深刻体验，我无法做到这一点。然而，我需要有言语来做出另一种表达，理解所有这些痛苦。

露西娅：所以，对你来说——沙子本身是不够的。

玛丽亚：不够。

凯：对我来说，光分析是不够的。

露西娅：就是这样。所以它是——

玛丽亚：它是结合。

露西娅：这是一种非常美好的结合，治疗师要根据需要来做出调整。

玛丽亚：对我来说，它是一种结合。我知道，如果没有沙盘游戏，我的分析不可能走到那一步。但是我的分析师没有做沙盘游戏。所以我和其他人一起做沙盘游戏。

露西娅：这就是一种结合。

玛丽亚：这是非常深刻的结合！我不知道如果我的分析师做过沙盘游戏会是什么样子。

凯：确实不知道。你不会知道。一个人只能知道自己的体验。好的，谢谢你。感谢你的分享。

玛丽亚：当你这样说的时候，我深深地感受到了震撼。我被关于非言语的母子联结的讨论深深感动了。我认为这就是人们觉得沙子如此可怕的原因。他们触摸沙子，带来了如此多的感受。

露西娅：这就是为什么当沙盘游戏者完成了一个沙盘时，我会跟他们说："关于这个沙盘，你需要说些什么吗？"让他们知道说话是可以的。并不是说言语是被禁止的。

玛丽亚：是啊。

露西娅：在我与卡尔夫工作的时候，她会就我们的工作说一些话。她工作时会说话——她从其他的地方把言语引发出来。她会说一些我没有意识到的东西，让我以完全不同的方式看到我自己做了什么。

凯：哦，那可真有趣。我猜想这是她的技巧，选择是否说话。和我工作的时候，她说话不多。长达十年的时间，我不知道我的沙盘里发生了什么，因为我们一直没有看我曾经创作的沙盘，直到十年之后。但是……但是它有效果。

露西娅：她什么都没有说，关于——

凯：没有——关于它的本质——没有说。关于最重要的部分，也没有说。长达十年的时间，关于这些我什么都不知道，然而它就是起作用了。你看到没有，我们的体验完全不同，但是对于我们每一个人都有效果。因此，我们自己的体验确实会对我们怎样治疗他人产生影响。治疗师是沙盘游戏中非常重要的一部分。他们自己的体验以及适应当时需要的能力是至关重要的。

露西娅：是不是那就是做母亲，因为母亲必须随时准备好去游戏、去谈话或者保持安静？

凯：这是一个足够好的母亲。

露西娅：是的。她……她没有做决定。宝宝来做决定。

玛丽亚：足够好的母亲必须适时调整，做出回应。

凯：我想说的是，沙盘游戏者也是做了很多的决定。

露西娅：你必须真正了解沙盘游戏者想要的或需要的东西，并对此做出调整以适应他们的需求。玛丽亚，关于不去说你不能说话，或者一切都必须是非言语的，这是一个很好的观点。这是一种美丽的起伏和流动，对于每一个人来说，看起来都是不一样的……对每一个个体来说，看起来都是不同的。

玛丽亚：但是沙盘游戏在非言语的深层水平上打动了我们——那是言语出现之前的最初的关系。于是，作为治疗师我们被此所打动，我们做出回应。

露西娅：是的。

凯：同时，我也会充分相信心灵，让它来确定它需要什么。如果这是它的需要的话，它会把治疗师推到一旁。我总是惊讶于心灵是如何实现其所需的。

露西娅：嗯，嗯。我总是发现，言辞会让我头脑中的一切一团糟。所以，对于多年来接受的荣格学派的心理分析，在头脑里只是一片混乱——一切都是乱七八糟的。我什么都明白。但它并没有治愈我。是沙子在治愈我，因为它更深入，深入我的头脑之下。后来，发生的美妙的事情是——也许这就是你们在谈论的——在沙盘游戏工作之后，言语分析**真的**也起作用了。因此一定有某个……某个地方，我并不知道我需要什么，但我在那里找到了我所需要的东西，然后我可以把它提取出来，再次在言语分析中使用它。这也是一种结合。

凯：回到母亲这个话题，我们可以谈一谈在沙盘中，母亲是如何以各种方式被看见的。

露西娅：她以多种不同的方式进入这一过程。

凯：即使在你看过成百上千的沙盘之后，你仍然能够看到母亲进入沙盘的另一种新的方式。但是在看过几百个沙盘之后，你更能觉察到，在沙盘中的某个沙具是与母亲相关的，你可以欣赏它。

露西娅：有时候，母亲甚至通过来访者的手进入沙盘。你可以看得出来，它们是否非常温和、柔软——而且，当你看到围绕在沙具周围的那种温柔——那种精致和小心时，你会感到无比舒适。我认为，这就是……这就是母亲的精神，如此细心——

凯：我们经常看到沙子中的乳房。

玛丽亚：或者是在沙中出现的高高堆起的腹部。

凯：我曾见过的一位女性，由于假期我们需要分开一段时间，她在沙盘里做了一对乳房。而且我知道，她也知道这意味着什么，尽管她不想过于依赖我。然后，她做了第三个，然后第四个，并在四个乳房上都加上了乳头。这些个性化的体验总是令我赞叹不已。

玛丽亚：沙子中的形态是与母亲的重要联结，也与母子共同移情相关：沙中的乳房，土丘——指腹部，怀孕的腹部，甚至母亲的整个躯干。

露西娅： 它是身体。

玛丽亚： 还有封闭的、容纳一切的洞穴般的空间，这些都是强大的母亲象征或意象。

露西娅： 沙子本身就是沙盘的重要组成部分。

凯： 还有水，当沙盘游戏者开始使用水的时候。

露西娅： 装满米和豆子的盘子不会有同样的效果。你不觉得吗？必须是大地。

凯： 或者有人认为没有任何盘子，也可以做，只是在桌子上。那么就没有容器，也没有沙子或水。

玛丽亚： 我注意到的另一个现象是，沙盘游戏者会把与你的母亲或他们的母亲相关的东西放在沙盘上，例如香水瓶盖。我记得一个九岁的女孩，她在五岁时失去了母亲。在她的第一个沙盘里，她拿起了一串黑色珠子，那是**我的母亲**给**我**的，然后她把它们放在沙盘里。于是我们立刻就在做母亲方面的工作了。

凯： 不可思议的事情啊。那一定打动你了。

玛丽亚： 从一开始，我就和她在这个水平上产生了联结。这个小女孩专注于成就，只会谈论她在学校的成绩。她喋喋不休，不想谈论母亲是如何去世的，不想谈论她的感受。这太可怕了。但是当她走到沙盘跟前时，她开始工作。她一直做沙盘，一直做，不说话。在整个面谈期间，她只做沙盘。在沙盘里，她表达自己，体验她的悲伤和失落，哀悼母亲的死亡。然后，我们会打牌，聊聊天。但是工作，跟母亲相关的工作，是在沙盘里做的。

凯： 你可以区分它们。

露西娅： 真的非常奇妙。

玛丽亚： 在这个案例中，我们从来没有讨论过母亲的死亡。但她可以通过沙盘游戏来悼念她的母亲。

凯： 而且她觉得安全。

露西娅： 那就是与母亲相关的工作，我告诉你们，母亲的作用已经发挥了。

第十四章 玛丽亚·埃伦·基亚亚 论母亲

　　当关注母亲的个人和原型领域的时候，沙盘游戏有很多需要学习和整合来自婴儿观察和发展性的心理分析理论（Jacoby，1999；Fordham，1970）的地方。在言语出现之前，沙盘游戏在非言语的深层水平触及了我们与母亲的最初关系。作为沙盘游戏治疗师，当人们创作一个沙盘时，这一领域是通过在沙盘游戏者和我们身上激起的感受和情绪来触及的。我们会共情地回应这些感受，这是一种非言语的情绪协调。从这一情绪的协调到前语言的母性领域，意象和思维从这些最早的关系中产生出来。沙盘游戏提供了一个表达空间，使体验存在于治疗师和沙盘游戏者之间的一些领域成为可能。这些地方由治疗师共享，并不断更新。

　　由于自我-自性轴的发展开始于前语言的母婴生存环境，在治疗师与来访者的关系当中，对于形成意象的过程的非言语体验，有着真正的力量和美。当人际无意识在一个场里，在自性的水平上相遇时，在存在的水平上，转化就会在沉默中发生。对婴儿的观察和研究表明，母亲与婴儿之间的关系是自我成长以及自我与自性的关系的转化过程中的关键。充满母性的照顾者通过抱持和在场，提供了一种存在的连续性。母亲通过如何触摸婴儿、如何与婴儿互动，创造出一种存在的美学感受。沙盘游戏治疗师在这一存在之地与沙盘游戏者相遇，而沙盘游戏者充满美感的创造镜映了这一转化的体验。转化开始进行，改变自我和自性的过程开始被体验到。

　　沙盘游戏者接近沙子和投入地玩沙的能力，都属于这一领域。这一母性领域的其他方面还包括沙盘游戏者如何触碰沙子，在沙子里创造了什么，以及在沙子里出现了什么样的形状和形态。所有这些体验都激发了治疗师和沙盘游戏者的感受。根据巴林特（Balint，1999）的观点，如第六章所述，感受与触摸相关，与我们最主要的客体关系有关，由两人之间通过非言语方式的互动来创造和维持。在这个原初的母子联合的领域，治疗师在情绪层面共情地对所发生的事情做出回应，来访者也是如此。即使有话语，治疗师的嗓音以及表达的情感的性质也非常重要。

　　下面的案例是关于一个失去了母亲的九岁女孩桑迪（Sandy）的，她的案例能够说明上述的内容。当桑迪就失去母亲的问题开始做工作时，发展的问题出现了，然后是受阻，之后发展重新开始。她的沙盘游戏是转化和充满启示的体验，她面对死亡、哀悼，发现与去世的母亲的联结，然后发现自己在生活中，与她的内在世界重新联结。

　　我对于共同移情的理解是通过沉默和我们之间传递的不言而喻的信息得到的。桑迪说话很少，有时甚至没有打招呼或说再见。她会直接走到沙盘跟前，在整个面谈的时间里，她在沙盘里非常认真严肃地工作。强烈的情感会进入我的内心，但桑迪在与我工作的两年时间内，很少表达情感。她说话的时候简短而肤浅，她的感情似乎是呆滞的、死气沉沉的。然而，当她正在做沙盘的时候，她的情感是充满活力的，非常投入。

　　我渐渐明白，在平静的表面之下，桑迪的情感泉流有力而深沉地奔涌着。桑迪需要我在场，并留出足够的空间和沉默，这样她才能整合她在做沙盘时所体验到的强烈情绪。我把桑迪视为一个不愿吐露心思的孩子，不能与另一个人讨论她的想法和感受。然而，在沉默的巨大空间里，桑迪能够体验到那些已被埋葬的东西，并让自己重新找到生命的活力。

　　我与桑迪第一次面谈的时候，距离她母亲去世已有三年。而一年前，桑迪失去了她成长过程中与母亲一起居住的房子，她们所拥有的全部遗失了：照片、珠宝、玩具和熟悉的物品。

　　她的初始沙盘（图 14.1）呈现了问题的性质和需要工作的事项。桑迪开始把沙子抚平，她挖了三个洞，并在这些洞里洒上水。她把石

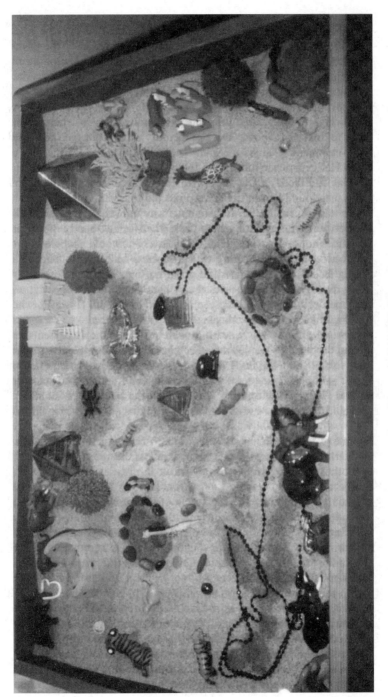

图 14.1 桑迪的沙盘

头或珠宝埋在沙子里，洒上水来表明这些东西被埋藏的地方。水是生命的源泉，现在被使用，并在随后的沙盘中用来标记和保护已经埋藏或丢失的东西。

她放入四个金字塔，那是用来埋葬法老和他们在来世需要的大量东西的埃及坟墓。也许桑迪觉得好像她已经和死去的母亲一起被埋葬了，感到没有生气，已经迷失。她用一串黑色珠子把其中的一个金字塔与洒了水的小洞连接起来。通过把黑色珠串环绕并连接到水晶金字塔上，她似乎正在保护这一主要的水源，她的生命之源。由于这是沙盘中唯一的一个水晶金字塔，它可能有一些特殊的意义。也许它表明了她的母亲被埋葬的地方。桑迪使用的黑色珠串，是属于我自己的母亲的，这暗示了我们之间的移情中母亲的在场。

在离我所坐的地方最近的沙盘的角落里，有一个湿润的小洞，里面埋着珠宝。还有一个容器和一个拿着容器的女人。考虑到这样的构形，以及桑迪用沉默来回应我的问题的方式，我想当时她在无意识中要我为她保留一个空间：一个沉默的容器，能够允许桑迪独自在我的面前，以便她最终可以找到与已经去世的母亲的关系，她需要找到与母亲的关系。

这个沙盘中有五只老虎，老虎需要一个 8～40 平方英里①的领地，并维持这个领地的专有权利。为了生存，每五到八天，它们需要杀死一个重达 100～400 磅②的大型动物。当这些生态要求没有得到满足时，过度拥挤的老虎会与人类和牲畜接触，猎杀它们（Macdonald，1987）。

在这个沙盘中，老虎们拥挤不堪。桑迪可能受到她内部的这些大型掠夺势力的威胁，并且/或者她可能由于母亲的去世而饥饿不堪，难以得到满足。这种未被满足的饥饿可能导致了她内心未被容纳的攻击性和愤怒，没有内在的"好"妈妈来帮助容纳这些"坏"的力量。长颈鹿、年轻女孩、女人与婴儿、女人和大象都是容易受到伤害

---

① 1 英里约合 1.6 千米。——译者注
② 1 磅约合 0.45 千克。——译者注

的。它们都在争夺有限的食物和水源。这并不是一个"良性的环境"（Winnicott，1965）。

解决方案可能在地下礼堂（kiva）中找到（图14.1，左上角），那是印第安人建在土地里用于庆祝典礼的结构，在那里举行有关生与死的部落仪式。正如我们将在接下来的沙盘中可以看到的，桑迪有着丧失和寻找母亲的发展任务，这样就可以获得某种客体的恒常性（object constancy）。她需要一遍又一遍地走进大地，她可以埋葬死亡的母亲和原型的母亲，又把她们从坟墓中挖出。她需要体验分裂的感受，从而获得对她九年的生活中所发生的一切的掌控和把握。地下礼堂和教堂（图14.1，右方中间），可能象征着生命和死亡的意义及其修通。

在桑迪创作的沙盘系列中，她把在沙盘中用过的沙具埋起来，然后用一个物品把埋在沙子里的东西挖出来。有时她把它们埋在沙子里。重要的是要注意这种玩法，在非常年幼的孩子玩的躲猫猫游戏中非常普遍，这是与母亲分离的发展任务的开始。根据温尼科特（Winnicott，1965）的观点，只有当孩子在周围的世界中获得了某种恒久和持续的感觉时，他们才能容忍与他们所爱和所依赖的人分离。因此，孩子能够容忍与他们自己已经失去联结的部分相分离。在一遍又一遍地失去和寻找之后，最终获得了客体的恒常性。桑迪早期的丧失破坏了这一发展。通过感受和触摸沙子，桑迪正在体验她在婴儿期与母亲的最初互动相联结的感受和触觉。

在她的许多沙盘中，在她埋葬、挖出并再次埋葬之后，桑迪的沙盘里是被破坏和毁灭的状态。也许她正在体验她母亲离世时所感受到的情感。当她不断地练习和玩着丧失和寻找的游戏时，她需要摧毁并找到她失去的分裂部分。她每个星期回到游戏室和沙盘跟前，她发现沙盘从她的破坏中幸存下来了。就这一点而言，她是特意回到丧失和寻找的地方的。

在沙盘二中（图14.2），沙盘呈现出一种毁灭的感觉。她用羽毛来挖掘并找到埋藏的沙具。金字塔重新出现，这次是三个。她放置了两个图腾柱，这也许是沙盘一中看到的土著文化的延续表征。她的任

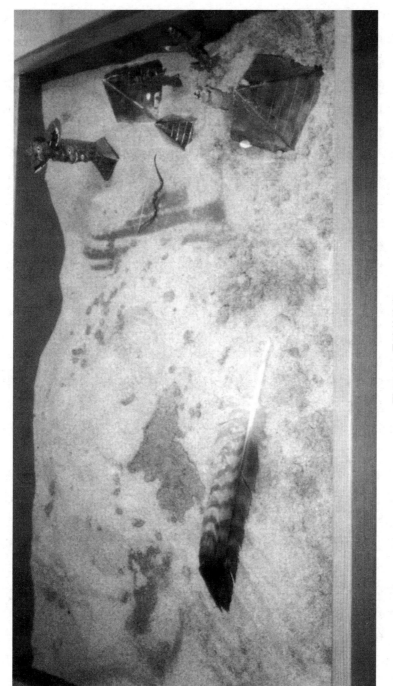

图 14.2　桑迪的沙盘

务的仪式性质是寻找与家庭和自性的深层联结，因为图腾柱是家族或氏族的象征，指代与祖先的关系。雕刻的意象代表了家族或部落的亲属关系，或者是与动物或所描绘的象征的神秘关系。

在沙盘四中，桑迪把一个藏宝箱埋在一个洞穴里。然后，她在洞穴顶上建了一座山来封住洞口。在山上，桑迪埋藏了许多沙具，又把它们挖出来：武士，骷髅，棺材，硬币，一个水晶球，一把扫帚，一位魔术师，以及一只巨嘴鸟。她用找到的扫帚把所有的东西挖出来，然后将所有东西重新埋起来，把场景弄平，之后就让它保持这个样子。

在制作这个沙盘时，她怒不可遏，非常果断。当她在工作时，我心中充满了悲伤。我想我能够完全感受到她的感受，但不敢说出来。她在这个过程中响了一次铃，提醒我关注她的游戏中的仪式部分，让我们两个都做好准备迎接转化，转化将在接下来的沙盘中出现。

当这个沙盘完成后，她要了一些橡皮泥黏土，制作了一个色彩明快、五颜六色的鸟。这只鸟是充满希望的象征，它拥有食物和水，可以滋养情绪和心理（A. Mazzarella, personal communication, 1993）。桑迪需要希望和滋养。就像铃声一样，这只鸟正在让我们两人做好准备，迎接接下来的沙盘。鸟类被视为死亡和重生的象征，并与死亡和转化的女神相联结（Neumann, 1963; Johnson, 1988）。从最早的与大母神有关的时期起，鸟类就以死亡和重生的象征出现。

在修通了破坏性的丧失并从中生存下来，又对母子联合体的问题做了工作之后，我们来到一个自性的沙盘（图 14.3）。来访者的自性沙盘揭示了心灵中固有的中心组织原则的出现。这不能与一个健康的自我以意识化的方式组织和掌握世界相混淆。首先要注意的是，与我所讨论过的其他沙盘相比，这个沙盘很自然，非常清晰，条理清楚。沙盘本身的组织表明自性在发挥作用，与桑迪完整的自我相联结。在这里我们首次看到了自我-自性的联结。

在这个沙盘的中心位置，出现了自性在历史上最核心的体现——佛陀。佛陀是苦难世界中慈悲与团结的最高体现，他身旁有两个童子陪同——也表征着自性的诞生。童子保护并管理着所有的珠宝和石头，

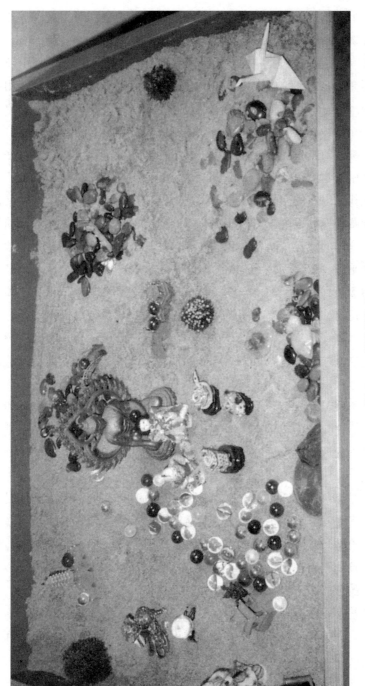

图 14.3　桑迪的沙盘

她在三个星期的时间里一直在埋藏并挖掘这些珠宝和石头。现在珠宝已被发现并露在外面。

还有一些寺庙和一些树，树上繁花似锦，或果实累累。那里还有三个漂亮的容器和一位寺庙守卫。在这里，我们看到一只纸鹤（用纸叠成的），另一只鸟。约翰逊指出，仙鹤是重生之鸟，是生命的象征（Johnson，1988）。桑迪从之前的岁月里不断遭遇的死亡和破坏当中，的的确确地回来了。她弹起了音乐盒。在做完这个沙盘后，她似乎平和而快乐。

在找到内在的完整性一段时间之后，在接下来的面谈中，她又回到了埋藏和挖掘之中。但这一次有一些新的沙具需要她关注。桑迪做了五个这样的沙盘。随着时间的推移，这种与埋藏和挖掘有关的沙盘变得越来越少了。

然而，在这个系列中，她创造了一些坚实的地形——山脉和火山——还有一个非常有趣的地形。在后来的一个沙盘里，她放了一个斯巴普（*sipapu*），这是一个出现之地（place of emergence）。美洲原住民的创世神话讲述了祖先所居住的地球深处的地方，从那里，他们完全通过斯巴普而出现，从而开启了在地面上的生活。

在暑假结束后，桑迪回来了，忧伤而安静。她开始混合水和沙子，然后把夏威夷音乐家、舞者和弹珠，一层层地埋在沙子里。她在分层埋下的沙具上堆了一个土堆，然后在上面做了一个十字架。她似乎在造一个巨大的坟墓。她把一位母亲和她的女儿放在土堆上。

这是第一次有两个人类出现，接近她的身份认同，因为她们是白人母亲和女儿。她们正在野餐。她玩起了音乐盒，演奏的音乐是《泰迪熊的野餐》（Teddy Bears' Picnic）。她用羽毛来埋东西和挖掘，然后把沙具和羽毛都埋进去。在所有这些破坏和工作中，在埋藏的沙具和珠宝的上面，有供大家分享的食物，这是滋养和关怀的象征。

桑迪似乎正在与她内心那些与母亲一起消失的特性和感受重新建立联结，我感觉到对桑迪有一种温暖的联结。我想，在她处理破坏和丧失的时候，她与我一起共同体验到了深层的沉默。

她在沙上画了一个螺旋，又用珠宝制作了一个螺旋，再次出现了

沙盘游戏三部曲：意象、关系与神秘

一个完整的模式，也是自性的内在秩序原则。我们还看到了螺旋的运动（Chambers，1990），这可能是她的旅程，进入死亡之地——她母亲的住所的旅程的展示和纪念。

当自性以螺旋的形状、内衬大理石珠宝而第二次显现之后，桑迪恢复了正常的生活。在她最后的几个沙盘里，有一个沙盘中建了一座房子，是为圣诞节而准备的，然后在下一个沙盘里又建了一座房子，是为晚宴而准备的。在这两个场景中，桌子上都有食物。桑迪已经找到了她所需要的食物和滋养，而这种持续的滋养终于安全地在日常生活中被提供。

在倒数第二个沙盘中，桑迪回到了第一个沙盘中就呈现的美洲原住民的主题。这一次沙盘里面没有老虎，有许多的食物来源。地下礼堂被埋得更深了。有一个玩具烤箱和三个她用沙子做的烤箱。烤箱是烹饪的地方，也许象征着她获得温暖和滋养的能力——通过把未加工的原材料、令她感到饥饿和愤怒的原始的情感，转化成可以食用的、提供滋养的东西。在这个沙盘里，有两位克奇纳神（Kachinas）[1]，那是精神的力量——生与死的力量的不同表现。在整个沙盘游戏历程当中，桑迪很显然已经对这些力量做了工作。

在最后的沙盘（图 14.4）中，她把宝石放在了她的日常生活当中。在房子和汽车当中到处都是宝石，还再一次举办了野餐。在初始沙盘中出现过的黑色珠串围绕着一艘渡船。也许这就是卡戎的渡船，它穿过了冥河，进入了亡者的世界，也许它从亡者的土地上接回了桑迪。她需要去那里寻找自己失落的部分，同时找到与她母亲一起消失的自性的宝石。

在共同移情当中，通过非言语的、充满共情的协调一致，桑迪体验了与触摸和感受相关的主要客体关系，她触摸了属于我的沙具和沙子，同时通过沙子和水，与大地母亲产生了联结。通过回到母子联合体的体验当中，她找到了与自我、自性和他者的深层的联结，通过找到与它们之间的联结，她获得了曾经缺失的恒常性和连续性。通过找

---

[1]　印第安人神话中的先祖神灵。——译者注

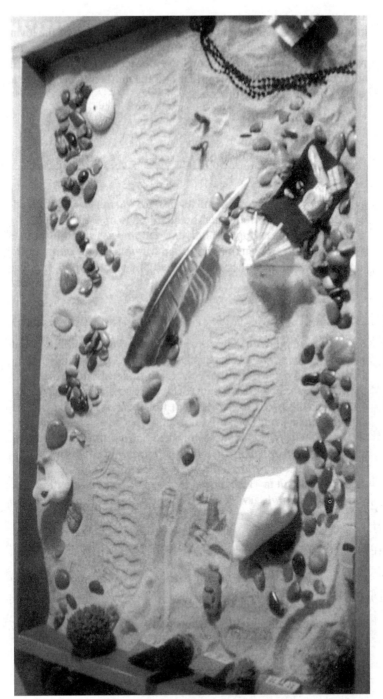

图 14.4 桑迪的沙盘

到它们，她能够成为自己，独立且独特。我们可以从她的脚印中看到她的身份认同感，那是她印在沙上的脚印。她把自己的运动鞋压在沙子上，创造出这些脚印（图 14.4）。桑迪回来了。

这个案例说明游戏、发展的主题和转化如何与母子联合体和原型自性的体验动态地相互关联。通过在沙子上一遍又一遍地失去和寻找，桑迪发现了客体的恒常性，因此对自己更有安全感。在整个工作过程中，她也找到了与大地母亲和原型自性的联结。

这种母子联合体和自性的体验是沙盘游戏体验的重要方面。面对和体验爱与恨、抚慰与遗弃、养育与剥夺、创造与毁灭的方面，母亲原型的方面对于任何自性化的过程都是至关重要的。个体的母亲和母亲原型在任何沙盘游戏过程中都是不可或缺的。

第十五章　凯·布莱德温论母亲

母亲在所有关涉心灵的治疗方法中都发挥着多种作用。在这里，我选择了三种作用来重点关注：其一，母子联合体，或母亲和婴儿之间的原初关系；其二，为人之母，或者说是一位来访者与对自己孩子的消极情感的斗争；其三，母亲的投射，或者说是把关于自己母亲的积极和消极意象都移情到了自己的治疗师身上。

母子联合体

我记得从多拉·卡尔夫那里听到的最早的关于象征的意义之一就是"母子联合体"。其他的荣格学派心理分析师提到了母亲和孩子之间的关系，或者说"母子关系"，但卡尔夫是第一个把母亲和婴儿之间最早的纽带关系视为一个"联合体"的人。我想起了劳埃德·西尔弗曼的研究，其中"妈妈和我是一体的"的阈下信息对被试随后的态度和行为有重大影响（Silverman，1985）。这些研究发现反映了与母亲的最初关系——母子联合体的力量。

多拉·卡尔夫在讲课中经常提到"母子联合体"，提醒我们要从沙盘游戏图片中发现它们的呈现——起初是在她的个案当中，后来是在其他人在她的课堂上报告的个案当中。一直以来，大家都认识到，当沙子上呈现的意象可以被认定为母子联合体的意象时，沙盘游戏的过程就将顺利进行。

卡尔夫在她关于沙盘游戏的著作的开头几段中将"母子联合体"这个术语描述为一个心理学概念，她写道："当一个新生儿的所有要求，比如饿的时候需要喂养、冷的时候需要保暖等，都由母亲亲自在场加以满足时，孩子会体验到由母爱带来的无条件的安稳和安全感。我们把这个第一阶段称为**母子联合体**。"（Kalff，2003，p. 1，黑体强调为原文所有）

卡尔夫认为，自性是指最初被母亲所容纳，之后与其分离的状态。她写道："一岁之后，孩子的自性——其心灵整体的中心——与母亲的自性相分离……从这一体验当中产生了一种信任的关系。"（Kalff，2003，pp. 1 – 2）

母子联合体可能会在许多不同的意象中看到。我发现，母子联合体通常首先出现在表征其他文化而不是自己的文化的意象中，或者是以动物的形象，或者是以神话人物的形象出现。这些意象先行而来，之后沙盘游戏者才能够使用更接近于他们自己外部体验的母子组合。

在理解沙盘中的母亲形象的意义时，必须警惕通常相联系的意义和生物学方面的现实这两者。一个例子就是鳄鱼，根据我的经验，它通常与吞噬的母亲的意象有关，因此代表一个消极的母亲。而生物学的现实是，鳄鱼是非常好的母亲；它们帮助它们的孩子从卵中孵化出来，并帮助它们回到河流中。有一些鳄鱼妈妈用嘴把它们的宝宝运到河里的图片。令我感到好奇的是，鳄鱼与吞噬的母亲的错误联系，是否可能来自鳄鱼妈妈口中的鳄鱼宝宝，被解释为宝宝被母亲吞噬。

为人之母

虽然沙盘游戏者通常通过沙盘游戏来处理他们与自己母亲的关系，但有时候女性会采用沙盘游戏来对自己作为母亲的部分做工作，即如何为人之母。罗达（Rhoda）就提供了这样的案例。

当罗达开始她的沙盘游戏过程时，她遇到了与婴儿期的女儿相处的问题。在她最初的沙盘场景中，有一个运动员在一个哭泣的婴儿身旁，她们身下有一个黑色的面具。她说，运动员代表与宝宝搏斗所需的力量，黑色面具代表她的愤怒。她在回顾沙盘图片时解释说："那个时候，我刚刚发现了自己的愤怒。"

在下一个沙盘里，罗达摆的第一个沙具就是一个因纽特人的母亲和她的孩子。她形容这样摆给她一种集体的为人之母的感觉。她评论说："它给了我一种与这一切重新联合在一起的感觉。它既同时是个人的母亲，我，和我的孩子，也是普遍意义上的母亲和孩子。"她加入了一些沙具，代表她与自己的母亲的关系，这反映了代际母亲的经历，对于初为人母的女性而言尤其重要，特别是与她们的第一个宝宝相处的时候。似乎是为了加强为人之母的感受，罗达加上了袋鼠妈妈和宝宝以及一个带着孩子的印第安女人的沙具。

接下来的几个沙盘显示罗达与她的婴儿期女儿的关系有了进一步发展，已经变成了回报多多、充满爱意的亲密关系。在她最后的一个沙盘中，她放了一只巨大的海星和一只小海星，两者非常接近，却又清晰地彼此分离。她指出，它们代表她自己和她的孩子。在经历了从对自己孩子的愤怒到充满爱的情感后，她能体验到与孩子既是亲近的，又是分离的。这一过程与卡尔夫描述的母子关系的变化是一致的——在这里，是从一位母亲的视角来看待的（Bradway & McCoard, 1997，p. 170）。

母亲的投射

把对自己的母亲的负面情绪投射到自己的治疗师身上，可能是深度心理治疗的必经阶段。事实上，这种投射可以提供对"深度心理治疗"的认识，因为它会把人带回且沉入心灵的深处。治疗师体验到，被来访者所爱可能会造成问题。而体验到被来访者憎恨也可能会造成问题，并经常带来真正的痛苦。但是这是治疗关系中可以理解的部分。毕竟，治疗师同时给予和克制。他们拥有像母亲一样的权力。他们提供保护，但是必须遵守他们的条件。他们会限制时间，他们要求支付费用，当他们度假时，他们会抛弃你。来访者的愤怒可能是这种关系的必要组成部分。沙盘游戏提供了一种方式，让来访者和治疗师同时表达和体验愤怒，而不会对治疗师构成威胁。艾美（Emmy）的沙盘游戏过程就是一个很好的例子。

艾美在第一个沙盘里描绘了她自己和她的治疗师——我，似乎我们都在朝着共同的目标前进，之后我们的关系进展顺利，直到产生了对预约时间的误解。这样的误解会导致来访者和治疗师都体验到愧疚和怨恨。这是谁的错呢？然后，我在下一次约见的面谈时间迟到了，这是我这一方无意识地付诸行动了。后来才知道，艾美曾被其他人的许多迟到的经历激怒过。所以这果真把她激怒了！她让我等了很久才把东西放进沙盘。然后，她第一次放入了充满攻击性的意象：挥舞着剑的十字军，火，恶龙。我没有受到伤害，但她可以体验到她的愤怒，并通过沙盘把愤怒传达给我，而不是用言语传达，那时她还没有做好准备这样做。事实上，她从来没有用言语表达过对我的愤怒。她不必用言语。她可以在沙盘游戏过程中体验它。正是在她做了放火、杀戮的沙盘之后，她做了这样一个场景：一个她认同为"自己"的人物坐在一个打开的珠宝盒上。艾美仔细地从珠宝盒里拿出一颗水晶，放在这个女性人物身上。

迈克尔·福德姆曾经告诉过我，他不喜欢用沙盘，因为他想让病人在他身上看到女巫（坏母亲），而不是在沙盘里的意象中看到。但沙盘游戏并不妨碍在治疗师身上看到女巫。艾美同时在我身上和在沙盘里看到了女巫，但她可以在沙盘上对它做大部分的工作，而不必亲自去攻击我。于是，治疗关系得到了保护，她获得了宝藏（Bradway & McCoard，1997，pp. 199 - 200）。

第十六章　露西娅·钱伯斯论母亲

母亲代表集体无意识即生命之水的源泉。

(Jung，1968a，par. 92)

在最早的人类的意识"鸿蒙开辟"之初，人们对生命的循环本质及其所有的诸多形式就有深刻的觉察。光明跟随黑暗，出生跟随死亡，湿润跟随干燥，寒冷跟随炎热，每一个元素都与其他元素的存在息息相关，相辅相成。所有生命中都有一种宏大的、奇妙的"一体性"(oneness)。

这种一体性与女性身体有关，因为她在每月的月经周期中承载着死亡，同时也在圆圆隆起的腹部中承载着生命，并用自己的身体提供滋养来维持生命。诺伊曼说：

> 女性特质看起来十分伟大，因为那些被容纳的、受到保护和滋养的，全都依赖于它，完全处于它的仁慈之中。让一个人类体验到"伟大"，很明显只有"母亲"才能做到，也许没有其他人能够做到这一点。只要稍微看一眼婴儿或孩子，就能够确立她的大母神的地位……我们由此得出了人类早期的一个普遍的象征性的公式：女人＝身体＝容器＝世界。

(Neumann，1963，p. 43)

世界之存在的绝对权力有赖于女性特质；她成了大写的**她**，成为神圣之人，成为神/女神。她强大的象征仍可以在神话、艺术、宗教和音乐中找到。从任何形状的容器当中都可以找到她的寓意。形象地说，她可以是一个国家、教堂、城市、大学、螺旋形和圆形。从字面上看，她是封闭的：洞穴、土墩、房屋和船只、盆子、烤箱、戒指、卵和大海。她是充满繁殖力的，如动物（牛和猪）和植物（花卉植物、玉米和小麦）。她形态多样。

千百年来，人类意识的演化要求对这些奥秘进行更多的区分和辨别。逻各斯正在兴盛。早期的思想家，包括炼金术士，都推崇单一的、原始的来源这一观点。他们假设在没有任何事物之前，在形态出现之前，只有未分化的事物或混沌。

这种未分化的、单一的物质被称为第一物质或原初物质。大母神失去了她的形状，变得无形或混乱，现在可以进行探索，因此产生改变。她作为退行的、回归到子宫以及本能的存在的主宰力量，必须被打破。新的生命形式想要得到发展，就必须努力进行分离。荣格认为这是对我们的动物本性的牺牲，因为动物本性与自性化的渴望相抗衡（Jung，1968b），但它在人类意识的这一阶段是绝对必要的。与母亲分离的主题一直是而且将继续是各种文化和种族的人面临的重大问题，并带来许多痛苦和斗争。这也许是大多数精神分析的主要话题。

自性化和发展需要儿子离开他的母亲，但是他爱她，无意识地渴望一生当中都有母亲相随。有时候，他要求与自己结婚的女人具有与母亲相似的品质，这会令她非常失望。受乱伦的、退行的力量的撕扯，他会渴望回归母亲，同时可能引发逃离她的迫切需要，这可能会给母亲和儿子都带来可怕的伤害。女儿也必须离开母亲。由于她们之间的联结是同类的联结，所以母亲和女儿之间的分离将是强有力的斗争。为了促进这种撕裂，在母女之间可能会涌现出暴力的男性能量，而这违背了她们之间的联合。正如在得墨忒耳和珀耳塞福涅的神话中，可能会有强奸、受害、死亡和牺牲。当女儿感受到生活现实的侵害和虐待时，她可能会渴望无意识的安全和处女的纯洁，宣告她将"回家，回到母亲身边"。

与母亲的分离是每一种生物必经的发展阶段。然而，人类这一物种，对于与母亲的分离却倍感艰难。我们是唯一一个意识具有精神层面的物种，那是与非物质的现实的联结。为了发展这种觉察，并把它带入意识，我们需要自我。自我的作用是区分每一个个体的客观现实的独特性，从黑暗的、衔尾蛇般的一体性（uroboric oneness）当中发展出一个独立的人格。隐藏在心灵中的是一种对光、对秩序、对逻各斯的渴望。它把我们作为一个星球，作为一种文明，也作为单个的个体，推向了父权意识状态。

诺伊曼认为，父权意识（不是男人和女人）来自"精神是永恒的、先验的，即精神在鸿蒙开辟之初就存在这一立场"（Neumann，1963，p. 58）。现在，随着这一飞跃，物质或母亲被推到次要地位。随着父权意识的发展，它采取的立场是坚定地反对本能的智慧，这一智慧是由与地球和其循环的命运息息相关的女性特质未被打破的联结所拥有的。诺伊曼表示这一转变是

> 男性在精神原则方面的胜利，它使月亮和它所属的女性成分被贬低……而灵魂反对……阿波罗-柏拉图和犹太-基督教形式的……"纯粹精神"……导致了意识的过度生长，以牺牲了完整的人为代价。
>
> （Neumann，1963，p. 57）

在意识的中心发生的这一根本性转变，将原型的母亲分裂开来。物质被贬低为阴影。物质，人类的身体及其功能，被认为是丑陋的、令人厌恶的、肮脏的，因此需要不断清洗或回避。混沌是如此黑暗、浩渺，以至于令人难以相信任何形式的混沌会被自然而然地创造出来。因此黑暗和易变性进入了阴影。但矛盾的是，那些不可改变的、不可控制的、非个人化的，阻抗控制和操纵的东西也进入了阴影之中。情感、直觉和本能反应扰乱了秩序，引发了无助和恐惧这类难以接受的体验。于是那些也进入了阴影。现在，我们有一个巨大的、阴影的母亲，能够渗透到我们生活的各个方面。我们拥有了坏母亲。

坏母亲的故事一直可以信手拈来，方便我们解释我们所有的心理病态症状，无论大小。她在神话传说中以恶魔的形式存在了数千年。来自犹太教卡巴拉主义传统的莉莉丝，受原始的性欲所驱使，在夜晚如藤蔓般四处潜行，然后每天产下 100 个孩子，她会吃掉自己产下的婴儿，并且她可以抢夺到任何人类的孩童。杜尔伽或黑迦梨，印度教

的大母神，永远迷失在对鲜血的贪欲当中，她把肌肉从身体上撕下，把头骨戴上作为项链。美狄亚杀死了自己的儿子，因为她讨厌自己的丈夫，要使他失去后代。赫卡忒一旦念她的咒语，就可以将她缠住的人杀死……还有阿施塔特（爱情与生育女神）、喀耳刻（古太阳神赫利俄斯之女）、科阿特立（Coatlicue，大地女神）。这些都是大母神被分裂出来的部分，全部被拟人化为魔鬼和女巫。个体的母亲被她自己的母亲的这一分裂所破坏，并将其传递给下一代的孩子，一代一代传下去。每一个人类的孩子在遇到母亲的"人类本性"（humanness）时都会受伤，那就是母亲不严格按照孩子的需要来行事的体验。这被体验为剥夺和排斥，它是发展的自然顺序所需要的，但在我们目前的语境中被认为是"坏的"。这种失败导致的后果可能相对较小，遗留下神经症或母亲情结；或者失败导致的后果可能是重大的，会破坏自我的发展，并可能导致精神病。

每个女人/母亲在其心灵中都背负着盖亚（希腊神话中的大地母亲），但是只有充满创造力的、提供支持和滋养的方面才能被表达出来。其他的都是"坏的"，文化要求它们必须被压抑。所有带有阴影面的反思都要加以否定并做出补偿。与我交谈的母亲们，她们想知道自己到底做错了什么。也许她们玩游戏玩得还不够，也许她们的管教太严格，也许她们应该做一些……一些不一样的事情。即使是"足够好的母亲"也意味着某种失败。所以，孩子对母亲充满了愤怒，并把全世界的所有麻烦都投射到母亲身上。母亲会对自己感到生气，会把孩子当成她的监禁和否认的工具。孩子感到羞愧难当，遗弃了自己内在的儿童。母亲羞愧不已，放弃了自己心灵的丰富性。她不是"好"母亲。

好母亲的完美，正如逻各斯所定义的那样，创造了玛利亚，上帝之母的原型。她是光之母。换句话说，她使精神得以诞生。她只有在与上帝的关系中如此行事，而上帝是自我构想的，导致她仍旧是处女。她不需要身体和身体带来的所有混乱与衰败。她不受激素或情绪的困扰。她是没有物质的精神，没有黑暗的光明。她已经如此成功地从日常生活中分裂出来，以至于不能由母亲、父亲或孩子来体现。

也许损害心灵发展的原始创伤，不仅包括个体受到个人的坏母亲的伤害，而且还包括大母神的整体性的经验，还没有被结合到普遍的意识当中。我们所有人因此受到其继续分崩离析的伤害，而我们的内在则保持分裂的状态。

女性特质的救赎，也就是说，存在于男性和女性的内在的大母神的整体性，是一个越来越引人注目的概念。希尔曼对荣格的观点做了总结，指出："物质和精神不再是两个极端，因为教条（即假设的教条）预示着它们的联合。"（Hillman，1972，p.216）集体心灵的视角将因此而转化，而个体的女性特质的知觉和体验也将发生转化。

多拉·卡尔夫指出："女性特质的重新激活可能是激活精神的途径。几个世纪以来，对女性现实的忽视，导致了精神的干涸——变得严苛与教条。我们最深的宗教冲动受挫了。"（Weinrib，1983，p.41）

卡尔夫也认为，在沙盘游戏过程中挖掘和处理沙子，是一种积极的途径，能让我们与女性能量相遇并工作，即与我们的存在最原始的基础，与盖亚，重新建立联结。我们都曾多次看到黑暗母亲的意象：头骨、坟墓、骷髅、巫婆、怪物、棺材和血迹。我们有火山、冰块、毒蛇和鳄鱼，以及各种各样的黑色的东西。我们倾向于将这种黑暗看作个体的母亲的失败，但这也可能是分裂的"坏母亲"意识化的认同，这有可能带来与母亲更光明的对立面的潜在联合。荣格说："人不是通过想象光明的形象，而是通过使黑暗成为意识而获得觉悟的。"（Jung，1968c，par.335）在这些充满了黑暗的场景中，如果你仔细观察，你可能会看到光明到来的点滴暗示：一只鸟、绿色的小东西、一点点水、一个小动物、一颗珍珠、金色的物品。以大母神的形式出现的心灵的整体性就在那里了。

一种新的创造性的心理学正在涌现。希尔曼宣称："心理学的英雄年代已经过去……分析的结束与对女性特质的接纳恰好重合。"（Hillman，1972，p.292）我们都参与到"对心灵的关联度的强迫性的追寻当中……我们不能单独去做，我们必须有一个'共同去了解'的人"（p.292）。

因此我们与来访者的整体性"在一起"，我们抱持了这一整体性，正如沙子抱持了我们与来访者两者的整体性。

当多年以后
她的女儿的女儿
正在寻找她的家园之时
腐烂的桌子
已经为无花果树的幼苗准备了土壤。

她在之前的房子的中央
找到了一棵树
根植于
她的母亲的母亲的房间。

(Linde von Keyserlingk，1992，p. 9)

第五部分

自　性

第十七章　自性三部曲

玛丽亚：自性不能被表征。

凯：你的意思是它不能用言语来表征。但是不能用意象来表征吗？

玛丽亚：自性的原型是不可表征的。但它可以在意象中看到或体验到。

凯：对。这是一个很好的词，"体验到"。

玛丽亚：它可以被体验到，但不能用言语表达。

凯：不能。没有言语能表达它。这就是关于自性有这么多麻烦的原因。我们来谈论一下自性的沙盘、自性的汇聚（Self-constellation）和自性的显现（Self-manifestation）。

玛丽亚：以及自性的意象，因为它们出现在梦境中和沙中。

凯：当我认识到心灵和自性之间存在差异时，我感到鼓舞，因为之前我总是互换地使用它们。现在我明白了为什么我会那样做——在和你们两个谈话之后。这是因为自性——它像一位神祇。它是普遍的事物，我们无法知晓它。我们可以把心灵作为一个整体——个体的全部意识和无意识……来谈论。

玛丽亚：那与自性是不一样的？如果心灵包括一切事物，你怎么能说它是不一样的？

凯：心灵是意识和无意识，它提供了完整性的发展，完整性被认为是自性。但我认为自性必须永远在那里。

玛丽亚：我认为自性位于心灵的最深处，指导了这一过程。

凯：嗯，好的。这取决于理论。如果如诺伊曼和多拉·卡尔夫所说，直到三岁时，自性才会进入，那么心灵和自性不可能是一样的。

露西娅：不一样。

玛丽亚：我所说的是，作为沙盘游戏的一部分，自性参与了自我治愈的过程。

凯：在自性进来之后，是的。但是，我认为，在最开始的时候，是心灵在朝着治愈的方向努力。也许心灵就像橡子一样。

露西娅：我们可否把心灵作为个人的事物来谈论，而自性则被视为某一特定个体的心灵的组成部分？自性存在于所有时代的所有事物和所有心灵当中。

凯：自性是更为普遍的。

玛丽亚：你是说心灵更个人化吗？

露西娅：嗯，我就是这样看的。

玛丽亚：凯，你说诺伊曼和卡尔夫的理论把自性的显现放在两三岁的时候，但是我认为自性从出生开始就已经在那里了。

露西娅：自性一直就在那里。

玛丽亚：自性**出现**在两三岁的孩子最早画的圆形当中，那时候孩子已经对自己的体验有意识了。

凯：这对我来说就是自性的显现了。自性的显现和自性的汇聚是同一件事情吗？

露西娅：是的，我不知道有什么不同。

玛丽亚：我没有做出这样的区分。自性的显现表现为个体可以与之产生关联的事物，无论是在绘画还是在沙盘游戏当中。想象力是我们内在的一部分，能够想象出我们一无所知的东西，然后我们可以想象那可能是什么。因此，自性采取了我们创造的所有这些不同的形式，一位神祇或女神就是自性显现时可能采取的许多种形式之一。

露西娅：大约在两到三四岁的时候，儿童开始能够想象或表达自性，但如果自性一直都在那里呢？

玛丽亚：我认为它一直都在。最早，从出生开始，自性的体验就是一种身体的体验。它是躯体的体验。想象的体验和自性的体验都在身体之内。福德姆是这样描述的。

露西娅：想象力就在身体里——当孩子出生之后？

玛丽亚：想象力通过身体而获得。婴儿想象母亲的乳房；乳房是婴儿经过程序编码已经了解的事物。它不是无缘无故冒出来的。婴儿身上有什么东西已经知道了。

凯： 这很有趣。

玛丽亚： 宝宝知道乳房。它知道把嘴放到乳房上。

凯： 这是本能的？

玛丽亚： 是的，它是与想象力有关的本能。在我看来，本能和想象力是一起体验的，特别是在最初的几个月里。它们不是分开的。

露西娅： 我认为想象指向的是那些我没有直接地体验过的事物。于是我创造了某个事物可能的意象，但我没有体验过。当我已经体验过某个事物之后，就没有关于它的想象了。我知道它是什么。

玛丽亚： 好吧，如果你采取的是这样的定义——我认为这个定义很好——那么你可以把它用在接触乳房之前的婴儿身上。他知道他饿了。他感觉到了饥饿。然后我假定有一些知识，知道有东西能够满足饥饿感，而乳房就是婴儿想象的，即使他不知道乳房是什么。

露西娅： 是的。如果你把别的东西而不是乳房，放在宝宝嘴里，他也会吮吸。

玛丽亚： 所以他知道跟吸吮有关的事物。

露西娅： 吸吮反射是存在的。

玛丽亚： 对的。所以有跟本能相关的东西。

露西娅： 好的。

玛丽亚： 但是，之后他确实得到了一个乳房，然后也开始有对乳房是什么样子的想象。如果乳房在那里，他就变得好受了，如果乳房不在那里，他就变得糟糕了。这就是克莱因和温尼科特所说的幻想和想象的开始。

凯： 看到没有？我们再次回到理论上来。

玛丽亚： 所以乳房实际上在那里，但我们幻想，然后想象乳房，我们的内在生命从这些体验中涌现。那么，为什么乳房之后会出现在沙盘上呢？乳房是什么样子，就是我们的意象世界的一部分。

凯： 我想知道乳房是否会出现在完全靠喝奶瓶长大的人的沙盘里。

玛丽亚： 它当然会出现在我的沙盘里。我就是喝奶瓶长大的。

凯：哦，从出生开始？

玛丽亚：是的。

凯：你从来没有被母乳喂养过？

玛丽亚：从来没有喝过母乳。

凯：因此，如果我们有 n 个案例，从来只喝奶瓶，但他们的沙盘中却都出现了乳房的意象，就意味着我们所有的从来只喝奶瓶的被试百分之百地都会在沙盘中摆出乳房的意象。这就是人们做研究时做的事情。

玛丽亚：好吧，我们不必再纠缠于想象的定义了。如果"自性"是我们所不知道的东西，那么我们唯一能做的就是想象一下它。

露西娅：试着去定义它。是啊。

凯：并且把它理论化。所以有人提出一些观点，有很多人追随，他们对这些事物进行理论化，于是我们有一段时间会赞同这一理论，然后有另外的人提出一个新的理论……

露西娅：但这**就是**想象。

玛丽亚：理论是想象。颜色、大小和数量是想象的概念，是想象力的一部分。

露西娅：是的。

凯：但是关于理论的想象不是普遍的；关于乳房的想象是普遍的。所以这是很大的区别。

玛丽亚：是的。

露西娅：而对自性或上帝的想象是普遍的。

凯：除了各种各样的神祇有许多变化。

玛丽亚：它是文化的和普遍的。

露西娅：它是文化的，但它是想象过程的一部分。因此，想象力是文化上的定义，但验证想象力，尤其是描述难以形容的想象力，是非常重要的。你们让我自己去想象自性，而不是告诉我："不，那不是自性，这是自性。"这非常重要。

玛丽亚：这正是沙盘游戏的美妙之处，让人们有空间去想象最不可思议的事物。

露西娅：是的，并且我们，作为沙盘游戏治疗师，知道"这是完美的，这是完全正确的"。

凯：并且我们不使用言语。我们不必使用言语，他们也不使用言语；他们只使用沙子、水和沙具。这看起来很简单。我们没有必要定义"自性"这个词。

露西娅：这不是很好吗？

玛丽亚：是的，非常美妙的一点是，你，作为治疗师，在沙盘游戏者创作一个与自性相关的沙盘时，同时也和**他们**一起拥有了自性的体验。

凯：从我自己的感受和我们之间的感受来看，我也拥有了我体验到的自性。

玛丽亚：而沙盘游戏者需要情感反映的反馈：你，和他们一起，知道**有某些事情发生了**。

露西娅：绝对如此。

凯：我知道，他们知道我知道他们知道我知道。

玛丽亚：是的，的确如此，而**这**就是我们共同体验到的。

凯：而这是非常具有治愈效果的。

露西娅：是的。

玛丽亚：而且非常必要。**那**是我不能在言语治疗中获得的。

露西娅：你还记得卡尔夫展示自性沙盘的时候吗？在看自性沙盘时，你不能说，好吧，那就是自性。自性是那**一个**，**还有那一个**，**还有那一个**，**还有那一个**，**还有那一个**。所以围绕类似"自性"的事物的无限想象……是令人充满敬畏之心的。它如此丰富而有深度。

凯：它充满创造力，带来治愈，你真的感觉很好。

露西娅：哦！即使你没有制作这些沙画中的一幅，你也看到了它，并且你对每一幅沙画都产生了共鸣。

玛丽亚：我曾写过一个画了一幅关于自性的画的女孩的案例，画完之后她说："我要你签名。"我看着她，我说："我没有画，是你画的。你画了这幅画。"然后她把双手放在臀部，就像许多青春期的少女经常做的那样，并且说："你说你没有画，你是什么意思？你觉得如果没有你，我可以画出来吗？"

凯：太可爱了。

露西娅：就是这样的。

玛丽亚：所以我必须和她一起签名。

露西娅：那就是做母亲。如果母亲在场，就能发生。多拉·卡尔夫说，大约三岁的时候，孩子们就有了关于自性的意象的体验——通过想象创造的关于自性的意识。

凯：多拉称之为自性的汇聚。如果在三岁的时候没有发生，那么在后来接受心理治疗的时候可能会出现。多拉说，在沙盘游戏治疗中，自性可以出现。正是母子联合体使自性能够到来。

露西娅：你那位九岁的小女孩画那幅画时所感受到的，同样也是自性的汇聚。没有你，她不可能做到这一点。换句话说，她不可能想象出一个形状来画在那张纸上。

玛丽亚：嗯，她可能不会有自性的体验——

露西娅：自性的体验，可以允许她想象出——

玛丽亚：想象然后画出来。

凯：是的。想象和体验是密切相关的，不是吗？不管你想放什么东西在沙盘上，你都可以想象它，形成对它的意象。然后你把它放在沙盘上，这能让你去体验它。比起把它放在你的头脑中，这更好一些。

露西娅：确实如此。

凯：这就是为什么做沙盘具有治愈的效果，而不是对它的分析具有治愈的效果。

玛丽亚：是的，我同意。我正在想和我一起工作的另一个小女孩。她早期与母亲的联结非常好，但她是一个独生女，她是她父母的世界的中心。她呈现出的问题是愤怒，打她的母亲。她试图分离，拥有自己独立的存在，但她处于与母亲之间友善、良好的衔尾蛇般的一体性当中，她无法摆脱。她做了一些美丽的沙盘，比如在池塘里有一只鸭子和一只鸭子宝宝，或者是美丽的自然景色，里面有动物和它们的宝宝，最后她会卡在一座火山里。她正在努力发展，所以她必须打破这个衔尾蛇般的一体性。

凯：母亲需要衔尾蛇般的一体性。首先必须出现母子联合体，之后到了一定的时间，母亲能够允许孩子分离。

玛丽亚：这样自性的分离就会发生，孩子可以发展并开始自性化。

露西娅：所以他们知道自性不是母亲。母亲不拥有自性。和你工作的那位女孩的母亲拥有女儿的自性，那是吞噬。这非常可怕。

玛丽亚：是的，是的。这让我想起约瑟夫·亨德森（Joseph Henderson）在《阴影与自性》（*Shadow and Self*）中对"自性"的两个方面进行了区分：原初自性（primal Self），即早期母亲的衔尾蛇般的一体性；终极自性（ultimate Self），即超越性的、精神性的自性。这是与宇宙在一起的一体性。

凯：这是一个很好的区分。

玛丽亚：我发现在观察沙盘时，这种区分非常有助益，因为有时候你会看到，自性就是这种衔尾蛇般的一体性，而另外的时候，自性更具有超越的特性。终极自性就像是荣格在《神秘结合》（*Mysterium Coniunctionis*）中写到的一元世界（*unus mundus*）。在终极自性的体验中，一个人与整个世界联结或联合，而不仅仅是与母亲相联合。

露西娅：那就是自性化，是不是？从原初的自性走向终极的自性？

凯：但是你不会失去原初的自性。难道你不能到达一个把原初自性和终极自性两者都包含在内的地方吗？这似乎是有道理的。

玛丽亚：我是会这样想的。那么在这个过程中，阿尼玛和阿尼姆斯的作用是什么呢？

露西娅：在自性化的过程中？

凯：呃，在我看来，阿尼玛，女性特质——男性或女性内在的女性特质——似乎是为了原初的自性而运作的，而男性特质，或阿尼姆斯，是为终极的自性而运作的。

玛丽亚：所以也许女性特质是男性和女性与原初的联合之间的联结纽带，男性特质是女性和男性与终极自性之间的联结纽带。

凯：我之前从未看到这一点或想到这一点，但是我认为这还挺有趣的。

露西娅：所有的男性能量和女性能量以及大量的其他事物都在我们内部存在，而自性了解它们，或者说是心灵了解它们？某个事物知道哪些东西需要被鼓励、发展和治愈，并且在大多数时间会有意识地或无意识地引导个体到达使那个未发展的部分可以得到发展的地方。

凯：对的。荣格和卡尔夫在论及心灵时，都认为心灵知道治愈的方向，是达到完整性的整体。心灵指导自我治愈的过程。

玛丽亚：那么心灵是达到自我治愈的根本所在吗？

凯：当自性被体验到时，它们两者共同起作用。心灵和自性则没有太大的区别。

露西娅：那是真的。是啊。我非常喜欢那个。所以，心灵变得更像自性。

凯：心灵和自性两者在一起了，因为一开始是心灵在推动朝向自性化的过程。

玛丽亚：非常好。然后它们以一种相互联结的方式共同发挥作用。一个圆的圆周和圆心——那就是所有的自性，它把心灵包括在内。

凯：而自性是中心？

玛丽亚：但是，自性既是圆的圆心又是圆的圆周，心灵是中间的区域。我认为我是这样理解的。

露西娅：现在，如果我们已经表达的观点，即如果在早期得到了很好的抱持，自性就能够被体验到，这个观点是正确的话，那么心灵就知道自性。心灵已经有了自性的体验，并且知道它可以拥有另外的体验。所以最初的体验是至关重要的。

凯：好的。

露西娅：它提供了路径。早些时候，我谈及了关于召唤的事情。我听到了自性的召唤，我想再次体验它，因为我已经体验过自性，也许是在三岁的时候。我正在追寻它——心灵总是在追寻那一体验。我认为，这正是在自性化过程中推动我们前进的东西。那么，没有体验过的孩子根本就没有这种完整性的感受。他们的体验是破裂的——

玛丽亚：混乱的。有很多的孩子都受到了这样的伤害。

露西娅：和这些孩子一起工作的治疗师有一种觉察，当孩子们成长到十岁、十一岁和十二岁时，如果他们还没有关于自性的体验，那么他们再也没有可能变得完整了。

玛丽亚：不，我认为总是有治愈的潜力。对于一些受损最严重的孩子，我总是惊讶于他们的心理弹性。

露西娅：但是那个时候的伤害是非常深刻、根深蒂固的。因此早期的……早期的自性的体验会在我们余下的生命历程中召唤我们，即使我们并不知晓它，即使我们从未想象过它。

凯：因为它是无意识的。

玛丽亚：我认为这就是整个依恋理论所试图解决的问题，把重点放在必要的环境条件上，以便为自性原初的联合得以发生提供空间。他们不会论及自性，但这就是依恋理论的主旨之所在。

露西娅：是的。

玛丽亚：依恋理论的主旨是为心灵提供空间，让自性的体验在关系中凝结起来，这样无论是在早期的发展中还是在之后的心理治疗当中，都有可能发生自性的体验。

凯：那是一种无法言说的体验。在某些治疗方法中，有一种把事物化整为零的倾向。在沙盘游戏中，我们考虑的是如何把零散的事物放在一起。我们只是待在那儿——和这个人待在一起，给他母子联合体的体验，没有把事物分解开来。

玛丽亚：那么即使在早期没有这种联合的体验，人们也可以在沙子上体验到这种联合。

凯：对的。我不喜欢化整为零的感受。

玛丽亚：那么，这还不够。

凯：是什么——化整为零？

玛丽亚：我自己在分析中的体验是，在言语上把事物化整为零是不够的。我需要关于自性的非言语的体验，而且我需要在沙盘游戏中得到确认。仅仅谈论我的体验或者梦境是不够的。在沙盘游戏中体验自性也是很重要的，这样我就可以坚持到底。

露西娅：是的。我正在考虑莱德-韦特塔罗牌（Ride-Waite Tarot Deck）中的"隐士"。这是一个独自一人的意象，举着一盏灯，试图找到路。有趣的是，我们都有灯，我们都在照亮我们自己的道路。我们都在照亮我们**自己的道路**！没有**其他**人在举着灯。**我们**把握着光明。

凯：我们，意思是心灵？自性？

玛丽亚：还是那个正在旅途中的人？

露西娅：如果我们拥有光明的体验，我们将高举着它，照亮我们自己的道路。我不认为这有任何问题。

玛丽亚：如果你指的是沙盘游戏，那么我必须修改隐士的意象。我认为背景中也必须有人，他在抱持着这个空间。在那个意象中，隐士牌的顶部是有手的。需要由治疗师抱持的自性的容纳，才能使沙盘游戏者找到自己的道路。

露西娅：嗯，我所谈论的是整个人生当中，一路上有一点点的抱持。嗯？

凯：我经常看到有些人必须有一些自性的体验，或在隧道的尽头有一些光亮，以便度过所有的痛苦，到达那里。他们不能只是……只是继续前行，不知道那里有什么。于是他们把表征自性的物体——一颗宝石或类似的东西放入沙盘中，这样他们可以体验和坚持。这并不是自性的整体体验，但它仍然与他们一起相伴。

露西娅：确是如此。

凯：必须有一个自性在那里的暗示，然后你可以继续前行，并且忍受伴随到达那里而来的痛苦。如果不知道那里有什么东西，就很难继续前进。

露西娅：是的。

凯：你不能被告知它在那里。

玛丽亚：是的。在沙子里，你可以实实在在地看到、感受到并且体验到自性的汇聚。沙盘游戏者在那个地方得到了足够的力量和根基，然后他们可以面对沙中最可怕的事物。

凯：是的。但是你知道，你必须首先遭遇混沌，首先受到伤害。你必须受到足够的伤害，以便你身上有事物向你表明，有这个……有

沙盘游戏三部曲：意象、关系与神秘

这个自性，你可以去往自性之地。你来回地走。你从混沌中走出来，然后你看到光明，然后你会再次步入混沌。

露西娅：是的。那个小小的沙具每次都在那里。

凯：当创建一个沙盘时，可能每次用的都是不同的沙具。但是有一个自性的沙具。并且一个自性沙盘和沙盘中的自性沙具是有区别的。

玛丽亚：你把它称为自性的沙具，这个自性（Self）中的"S"是大写的？

凯：是的。

玛丽亚：我认为这是正确的。自性的沙具可以是宝藏，有时候是一朵花或一颗宝石。

凯：嗯。然后你知道沙盘游戏者正在沙盘游戏的过程当中，能够做到这一点。

玛丽亚：是的。这非常有帮助。

凯：在我们做出自性的沙盘之前，我们很少能在沙盘中看到自性的表征。

露西娅：我们回到了我们开始的地方，自性——不管它是什么——一直都在那里。

凯：因为，如果不是这样的话，你不会有自性的沙具。

露西娅：是的。

凯：你做不到。

露西娅：自性一直都在那里。我们对它的体验是间歇性的，我们追寻它，但是我们并不发展它，因为它在那里。它就在那里。

凯：那么一个自性的沙具和一个自性的沙盘之间有什么区别？我猜想，自性沙具和自性沙盘之间的区别是，当你创作了自性的沙盘时，你终于获得了完整的感觉，而自性的沙具只是告诉你，自性在那里。

露西娅：我认为自性的沙具就像一个小小的——无比微小的陪伴者，让你希望继续前行。于是你可以度过所有的混沌和混乱。

玛丽亚：然后你可以继续下去，再次做下去。

第十八章　玛丽亚·埃伦·基亚亚论自性

> 最后，两个人类个体之间每一次真诚的相遇，都必须被认为是神秘结合。生命中的生活之奥秘总是隐藏在两者之间，它是真正的奥秘，不能被言语所背叛，不能被辩论所耗尽。
>
> （Jung，1979，p. 125）

在本章介绍的沙盘游戏工作当中，治疗师和来访者在共同移情中，在自性的水平上相遇。一个年轻的女孩，在与年长的女性治疗师的关系和共同移情中进行的沙盘游戏所提供的安全的地方，其智力、身体和精神得到了发展。在我将要描述的工作中，一个我称之为杰西卡（Jessica）的年轻女孩，在自性水平的相遇得到双方的认可之后，开启了进入其女性成年期的神圣的过渡仪式。

我会强调关系的作用、治疗师的在场以及共同移情，在创造自由而受保护的空间以及在自性水平上发生的相遇中至关重要。荣格学派心理学、客体关系、自体心理学和女性主义关系理论，对我在以下案例中对心理治疗关系中发生的事情的思考做出了贡献。这些理论模式强调治疗师和来访者之间的关系是治愈的关键因素。我试图把这种关系作为焦点，并讨论共同移情关系是在自性水平相遇之后自性出现的关键。在这种情况下，对自性水平的相遇的确认是至关重要的。

"杰西卡"九岁开始接受治疗。我将报告她从九岁至十四岁的发展情况，重点介绍她十三岁那年发生的事情。杰西卡因为学习障碍而来接受治疗，她刚刚在学校读完了一年级。当她来找我的时候，她的情绪非常紊乱。

杰西卡和我之间的联结和依恋是神秘的、治愈的。她像我一样，也是意大利裔美国人的后代，她的样貌看起来可以当我的女儿。我们的皮肤、头发和眼睛的颜色是相似的。这些相似之处促成了我对杰西卡的认同和理解，这激活了一种母女之间的共同移情。在与杰西卡的工作中，我觉察到了这种积极的共同移情可能带来的负面影响：过度认同；避免包括愤怒、嫉妒和仇恨在内的消极移情。但是，回想起来，可以看出，她个体的、个人的自我发展正是在积极的认同当中发生的。在我们最早的几次面谈当中的一次面谈中，杰西卡创造了一座两个人与一个婴儿的雕塑。她说："这是你和我，还有我们的宝宝。"这个雕塑可以表征一个新的自性，这个自性源自大母神原型，并从中汇聚（Signell，1991，pp. 49 - 65）。

我会讨论一些与杰西卡的月经初潮相关的事件和象征性的素材。我想指出的是，她在这一徐徐展开的过程中的点点滴滴，在她的绘画和沙盘游戏中都被预测、反思，并得以汇聚。

杰西卡十三岁时，处于接受治疗的第四个年头，她在一次面谈的一开始，就告诉我她对自己的家人，特别是对她的哥哥和姐姐的愤怒与沮丧。她担心他们的行为。她的哥哥抽烟太多，而她的姐姐在外面待了太多时间。杰西卡因为无法改变而感到不安。然后，她谈到了她对我们这个世界的愤怒与沮丧。"当我们在毁灭它的时候，我怎么能生孩子并把他们带到这个世界呢？"她说道。她谈到了对雨林的破坏、动物的濒临灭绝、环境的污染和树木的消失。

于是，为了回应杰西卡上面提出的关于把孩子带到这个世界的问题，我问她是否想要画画。她创作了一幅类似曼荼罗的画作。她如此形容她的画作：

> 中心是黑色和红色。这就是我。绿色和粉红色的旋转圈是我的担忧和不安全感。下一个彩色圆圈是臭氧层，它在保护我。然后，闪电像能量一样进入，扩散并把我打开。我永远不会有一个答案，但至少我可以自由地问问题。

她把这件作品称为《神圣奇观》（Sacred Wonders）。

　　我把这幅画当作一个沙盘来研究（图 18.1），我觉察到在中间有三个同心圆，可能代表了杰西卡无意识心灵的三个层次。杰西卡把位于最里面的圆认同为自己。

　　中心位置有着对立面的张力，红色和黑色，包含在圆圈内，类似于中国的阴与阳的象征。库珀说："阴阳的象征，太极，描绘了两大力量……二元宇宙中互补的对立面的完美平衡。"（Cooper，1988，p.196）库珀把黑色等同于阴的原则。它是最黑暗的颜色，把所有其他的事物吞噬，就像死亡一样。在欧洲国家，黑色是在哀悼时穿戴的颜色，以纪念亡者。红色是鲜血的颜色，在这种情况下，可能是未来的经血，那是一个女孩创造生命的能力的开始。诺伊曼把鲜血（红色）与生命相等同（Neumann，1964，p.55）。所以在这幅画的中心，我们看到生与死处在微妙的平衡当中。

　　下一个圆圈似乎代表了个人无意识，是杰西卡所有的"担忧和不安全感"，那是杰西卡的个人、家庭和文化情结所在之处。这个螺旋的颜色是淡紫色和淡绿色的，它把杰西卡顺时针地带出来，进入世界。克尔洛特曾指出："第二种或第三种颜色将表达更为复杂的象征。"（Cirlot，1982，pp.54 - 55）当然，一个青少年与她的家人、朋友和周围的世界的关系是复杂的，而去努力理解这种复杂性可能会令人困惑。杰西卡似乎已经开始询问哲学和精神的问题，关于生命和权力、关于地球上的动植物的生存，也即关于生与死的问题。她自己的月经初潮把她带入了困境的核心，因为她将每个月都有能力创造生命了。

　　第三层圆圈，她称之为臭氧层，这很有趣，因为它保护了地球的大气层。臭氧层围绕、容纳并保护着这个星球上的所有生命，然而通过我们的感官是无法看到、无法知晓它的。对于这一层，杰西卡第一次使用了四种颜色，加上了两种新的色彩：粉红色和蓝色。这对我而言意味着，她把到目前为止她所知道的一切都包含在内了，还添加了其他的东西。我想象她正在尝试着保护和容纳她的意识和无意识生活的全部。

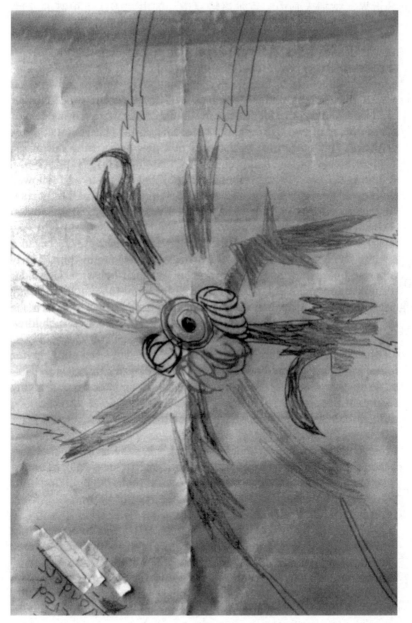

图 18.1 杰西卡的沙盘

最后，她放入了八面闪电，色彩是红色、黑色和蓝色，它们来自外面的世界，被插入画中。克尔洛特写道，闪电"表达了更高的［世界］对更低的［世界］所采取的行动……它是一种活跃的力量，很可怕，充满动力"（Cirlot，1982，p. 342）。作为一个青少年，杰西卡面临着人生的许多挑战、考验和艰辛。她已经走在人生的旅途中，面临着许多发展的任务。她说那些是横空而来的闪电；我把闪电视为一种进入的能量，在她身上扩散。

让我们从另外的角度来看待这八面闪电。八这个数字是四的倍数，是一个双重四元数（double quaternio）。在《神秘结合》一书中，有一个图显示了类似的双重四元模式。荣格说："双重的四元或者八个一组，代表一个整体，代表属于天与地、精神或肉体的事物，能够在……无意识中找到。"（Jung，1963，par. 8）因此，整幅画是自性的完整性的表达。如果这幅画是为了让杰西卡在心理和精神层面上做好准备，迎接在身体层面上的月经初潮的到来，那么自性的出现是至关重要的。卡尔夫写道："只有在自性成功地显现之后，自我的健康发展才会发生。自性的这种显现似乎保证了人格的发展和巩固。"（Kalff，1980，p. 29）

在杰西卡完成绘画后，房间里有一种难以言喻的神秘和神圣之感。正如之前提到的，她把这幅画称为《神圣奇观》。杰西卡在画上签了名，并要求我也签名。我说："我没有画，是你画的。是你画了这幅画。"她带着疑惑的表情看着我，回答说："你觉得如果没有你，我可以画出来吗？我们一起创造了它。"我认为她指的是四年的治疗，她记得并尊重在共同移情中发展的关系，以便让这一自性水平的相遇得以发生。

我感谢她提醒我，并默默地记起了这一点：在深度的关系中，可以产生神秘之事物，而自性，或荣格所说的生命中的生活之奥秘，总是存在于"他者"之中。我创造了自由而受保护的空间；杰西卡画了这幅画。杰西卡创造了自性的表达。当她说我们一起画了这幅画的时候，我充满了神性在场的感觉，我知道我和杰西卡在自性的水平上相遇了。

沙盘游戏三部曲：意象、关系与神秘

我想知道，杰西卡表达的愿望——她希望我与她一起在画上签名，以表示对联结和相遇的认可——是不是现代的进入青春期仪式的开始。由于我们之间涌现的情感的特性，我想知道，在上述的事件中，象征性的和本能的原型是否被激活，而进入青春期的仪式是不是由她与我——一位年长女性的精神交流的体验所启动的。这幅画的绘制、对我在里面签名的要求，还有涌现的情感的特性，这一切都为她心灵内在的这一运动做出了贡献吗？

从一月到九月，在画完那幅画之后的九个月里，杰西卡来进行面谈的时候，感觉非常放松，因为她有一个私密的地方来讨论和整合正在冲入的动力（闪电）。她的注意力似乎被新的身体发育、新的情感和新的感觉所占据，她谈到了她以新的形式与世界接触而产生的困难。大多数时候，我只是倾听，对她的想法和感受做出镜映，反馈给她，这样她可以开始了解年轻的女人是什么样子，而她也正在变成年轻的女人。

大约九个月后，杰西卡刚刚满十四岁，她来的时候，非常兴奋。"猜猜上周发生了什么事？"她问。"你能给我一些线索吗？"我回答。"好吧，现在正在发生！"她大声说。我困惑了一会儿，然后突然想到了。"你来月经了！""是的，"她大叫着说，"上个礼拜在你的办公室里就开始了。"我对这一事件充满敬畏。没有言语，只有意味深长的和深刻联结的沉默。

当我再一次回想上述的事件时，我想到了这一点。在完成了名为《神圣奇观》的画作后，杰西卡有九个月的时间不再做沙盘游戏和绘画，这正是怀孕所需的时间。也许在这里发生的是心理上的孕育，然后开始月经初潮。似乎有一种心灵上的联合，一场心理上的孕育，然后由我在场见证一个年轻女子的诞生，进入女性的成年期。这一感觉就像生命的神圣秘密，"隐藏在两者之间"（Jung，1979，p.125）。在这个案例中，两个女人，共同参与了一个女人的秘密。当月经初潮在我的办公室、我的面前开始的时候，在那一刻，个体的、关系的、生理的、集体的和原型的都汇聚到了一起。而这正是神秘之处。我们共同参与了这一秘密，我们再一次在自性的水平上相遇了，而这一次是在生理层面。当然，这些都没有解释给她听，然而我们都抱持着这一无法言说的神秘感受。

回到面谈之中，沉默了一会儿之后，她大声说："我现在正在流血，刚刚掉了一大块血下来。"我们一起大笑。她告诉我，在她的床上，在她的白色床单上，看到**她的**血有多重要。现在，是**她的**血，而不是她的母亲或她的姐姐的血。她告诉我她如何光着身子走在她的房间里，当她的血弄脏了地板时，她欢喜无比。她又激动地大声说："刚刚，又掉了一块血下来。"

于是我问她，来月经对她而言意味着什么。她说："我是一个女人。我处在生命的周期当中。我是女性群体的一部分。从我身上掉下来的每一滴血让我想起了自己对自己的身体的责任和对将来可能生的孩子的责任。"

杰西卡在谈到**她的**血时，其体验是高度个人化的，然而，她进入"生命的周期和女性群体"却是一种集体的、原型的体验。我们在自性的水平上相遇；她与女性特质的连续性相融合，却与她的母亲、她的姐姐和我相区分。我认为，我的这一理解的非言语的抱持使之成为可能。

回到面谈当中，杰西卡要求做一个沙盘。杰西卡用大母神的沙具来做工作（图 18.2）。

杰西卡开始真正地对沙子做工作，这表明她深深地投入其中了。她特意把十二个女神放在沙盘周围，围成一个半圆形。她把湿婆放在沙盘顶部的中间。从左到右的十二个女神分别是：一个我称之为摩根妮（Morgaine）的巫师/萨满，圣母玛利亚（the Virgin Mary），早期的（公元前 3000 年）大地女神，处女玛利亚（the Virgin，没有孩子），湿婆，另一个处女玛利亚，克里特岛的操蛇女神，圣母玛利亚（Madonna，与圣子相伴），另一个圣母玛利亚（与圣子相伴），一个天使，又一个处女玛利亚，以及沃尔道夫的维纳斯。在沙盘前方的中心位置，她做了一个水池，并在水中放置了一个水晶球。在水池的四周，她放置了六只动物：一只海豹、三只青蛙（其中一只背上有一只青蛙宝宝）和两只海龟（其中一只背上有一只海龟宝宝）。

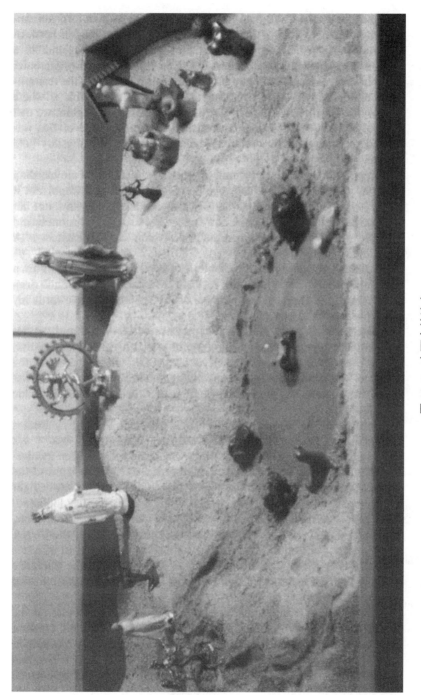

图 18.2 杰西卡的沙盘

如同画的那幅画一样，杰西卡又组装了两个同心圆圈；外层的圆圈是十二位女神的豪华组合，湿婆（创造和毁灭之神）处在中心位置；然后是由动物组成的内圈。她说她们都来"观看爱与安宁的力量之源"。在巨大水池的中心位置是水晶球，她称之为力量之源。

　　这些女神中的每一个，都有着女性特质的原型的不同体验。这一仪式让杰西卡重建了"与神的世界的联系，这些神各自有其独特之处"（Eliade，1976，p. 166）。

　　没有孩子的处女玛利亚可以表征女人，上帝的一个未婚新娘，"单独属于她自己，是她自己的女主人"，是"处女"一词原本的含义。生了孩子的处女暗指生育之谜，现在杰西卡可以参与到这一生育的秘密当中，不仅在生理上，而且在象征层面上，都可以诞生生命了。沃克把处女玛利亚称为"灵魂母亲"（Walker，1983，p. 1049）。

　　这些精神层面的天主教的人物与身体层面的充满情欲诱惑力的人物是交替出现的。杰西卡需要了解女性特质的两面。沃尔道夫的维纳斯是掌管繁衍的大地女神，属于元素的类型。她以一种充满情欲诱惑力的方式展现了女性特质的丰富性，能够赋予生命而不必有羞耻感。她是早期的大地女神，与自然界的元素力量相和谐。操蛇女神和萨满都是转化的女神，把持着把血转化成孩子和乳汁的秘密，还有其他转化的秘密（Neumann，1963）。操蛇女神也是充满肉欲和情欲诱惑力的，手持阴茎般的蛇，可能象征着性欲的力量，即将进入杰西卡的意识。最后，我认为天使是一个神圣的使者，在这个成人仪式当中是有必要在场的。

　　杰西卡挑选的动物是可以同时在水中和陆地上生活的。它们可能象征着她的本能潜力，能够游刃有余地协调内在和外在、意识和无意识、个人的性欲（本能）和精神性。当然还有母亲和孩子成对出现，也许是在向创造的力量和魔力致敬。

　　下面是她告诉我的关于沙盘的故事。

　　　　动物们来自海洋，为了观看力量之源［她指着那个水晶球］，这是爱与安宁之源。这些女神是世界上神灵的最高的形式。她们

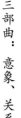

沙盘游戏三部曲：意象、关系与神秘

也来了，其中一些还带着她们的孩子，一起来看力量之源。力量之源在那里，是为了帮助她们，而她们在那里，是为了帮助力量之源。她们知道它，但她们并不了解它。她们知道它，但她们并不是有意识地知道它。动物们在那里是因为天性使然。女神造了它们。因为它们与女神相联结，它们来观看力量之源。

在月经初潮期，在由两位女性之间的人与人的关系所建构的神圣境地之中，我们可以管窥一位年轻的女性对于精神的真理和力量的认识的涌现。"但是我们既知道又不知道它。"亨德森清晰而美妙地描述了女性的成长仪式，"她所需要的……是被容纳在与某个人的有意义的关系中，这个人可以承载其超越性的意义，而不仅仅是一种普通的关系体验。"（Henderson，1967，p. 121）杰西卡让我在画上签名时，我想起了这一点。于是随着在自性的水平上相遇，我们感受并觉察到了房间里的神圣感。最后，我们都对杰西卡在我的办公室里开始月经初潮感到惊讶不已。治疗的容器、与另一位女性的关系，以及对相遇的神秘的抱持，这些都提供了一个空间，让成人仪式得以发生，并让杰西卡体验到月经初潮的神圣感。

在描述这些事件时，我希望我已经表明，在治疗师和来访者之间发生了自性水平的相遇。理解这一事件，能够扩展关于自性的体验的理论建构，包括其在共同移情中的发生。了解这种情况对于沙盘游戏工作极为重要。

第十九章　凯·布莱德温论自性

　　深度心理治疗方法的共同之处在于，相信有在自我之上、之下或超越自我的事物，负责并指导人类的自我治愈和情绪及精神的成长。西格蒙德·弗洛伊德以其对无意识的认识奠定了基础。荣格更进一步，提出了普遍的无意识。这促使荣格对那些处于普遍无意识中的原型进行了界定，并通过象征来确认。他把核心的原型确定为"自性"（Self），用大写字母"S"来表示。从那时起，就有了"自性到底是什么"的问题。

　　无数的心理分析师已经用无数的方法来描述和界定"自性"。一般认为，自性在与自我的关系中力量强大。

　　约翰·比毕指出，荣格认为自性有能力"取消我们的愿望，挫败我们的意志，并强化我们的恐惧，一切都为一项神秘的事业服务：自性化"（Beebe，2003）。

　　荣格学派的心理分析师在梦境中发现了自性的意象。沙盘游戏治疗师认为，沙盘游戏提供了一种可视的途径，能够识别自性的存在。他们发现，与沙盘游戏者非常明显的自性体验相巧合的是，沙盘游戏的场景已经显示出一种可以识别的模式。在早期，人们认为曼荼罗的出现就是这样一种可识别的模式。沙盘游戏治疗师开始谈及"自性的沙盘"。但是对于沙盘游戏过程中自性沙盘的鉴别，并没有达成一致意见。如果自性沙盘确实存在，那它们是什么？它们看起来怎么样？如何识别一个自性的沙盘？在我与多拉·卡尔夫的工作中，我记得她把一些沙盘识别为"自性沙盘"。但有人指出，在她的任何著作中都没有提及自性沙盘。在公开演讲中被问及它们的时候，我记得多拉说过，每一个沙盘都是独一无二的，你不能对它们做任何的概括。但是，她补充说，它们都有一个共同点——它们都是神秘的，它们能引发观看者的神秘之感（numinosity）。我记得多拉·卡尔夫在 1986 年柏林国际分析心理学大会上发表的一篇题为《超越阴影》的论文中，介绍了她在沙盘游戏中收集的自性的场景。每次在沙盘游戏中出现自性的场景时，观众都会不约而同地发出"啊"的声音。每一个场景都与其他场景完全不同，但都是神秘的，都能引发一种感受——是什么？敬畏？我记得有一位分析师在我们共同观看沙盘游戏过程时，分享了她第一次看到她的来访者的沙盘时的情感反应。当我们看到这样的自性场景的沙盘时，她低声说："这让我浑身上下都起了鸡皮疙瘩。"

然而，资深的沙盘游戏治疗师对于自性沙盘的识别意见如此不同，甚至对于自性沙盘存在的有效性的意见也分歧极大，这促使斯科特·卡梅伦（Scott Cameron）选择了《识别自性在沙盘游戏中的出现》作为其在加利福尼亚州职业心理学院（California School of Professional Psychology）的博士论文的标题（Cameron，2001）。

卡梅伦对美国沙盘游戏治疗师学会的 11 位高级成员进行了深入的访谈，他从三个主要问题开始：

1. 自性的出现对于沙盘游戏治疗而言意味着什么？
2. 与在沙盘游戏治疗当中识别自性相关的问题是什么？
3. "自性沙盘"这一术语在多大程度上被接受，并可用来指代与沙盘游戏治疗中自性的出现相关的沙盘？

次要的问题旨在回答主要问题，其中包括：自性的出现的意义和识别的参照；自性的象征和自性的意象；自性的"显现"与"汇聚"这些术语与自性的出现的关系；共同移情与自性的出现的关系；沙盘游戏者的内在体验与其生活境遇之间的关系。

卡梅伦采用成熟的统计分析程序，得出了一些重要的结论，其中一些解释如下：

- 当自性出现时，沙盘游戏者的内在会出现能量的凝聚与释放。
- 随着时间的推移，当自我-自性的关系变得越来越意识化并得到发展时，接近自性就变得越来越容易。

- 即使在不明显的情况下，自性也是在场的，指导着沙盘游戏者的发展和沙盘游戏过程。
- 识别自性的出现最可靠的方式是通过感受和感知神秘的能量，这可以被描述为"可触知的"，当被触及时，自性会在面谈中出现。

沙盘游戏治疗师和沙盘游戏者之间的关系，是沙盘游戏治疗中自性的出现最重要的决定因素。自性是否在沙盘游戏治疗中出现，主要取决于治疗关系的质量。沙盘游戏治疗师通过共情地与沙盘游戏者产生共鸣，能够识别包括自性的出现在内的沙盘游戏过程中的里程碑。

自性的体验不是沙盘游戏治疗的目标，也不意味着沙盘游戏治疗的结束。在自性出现之后，还需要持续的治疗工作来整合这一体验。

沙盘游戏三部曲：意象、关系与神秘

第二十章 露西娅·钱伯斯论自性

> 理性地来看，自性只不过是一个心理学的概念，一个用来表达一种我们无法把握的不可知的本质的构念，因为根据定义，它超越了我们的理解能力。它可能同样被称为"我们内在的神"。

> (Jung, 1966a, par. 399)

尽管荣格宣称自性超出了我们的界定和理解能力，但他继续寻找一种方式来表达他"知道"自己内在心灵中强有力的力量。他的追寻引导他回到了历史上的某一个时期，在那时，意象和幻想仍是可接受的看待世界的方式，而主观的经验是可信的。在炼金术中，他发现了"未曾揭示过的古代智慧"（Corbett, 1996, p. 78）。在炼金术中，他找到了他的转化理论和自性的作用的隐喻。在这一象征性的、复杂的艺术中，拥有两种不同元素的物质被放置在一个密封的容器中。容器被加热，同时还有特定的一系列复杂的程序。原始的物质被转化，并显示出它的真实本性。

从心理学的角度来看，自我的工作就是识别并将我们定义为个体，然后尽可能地使我们"具体化"为独特的个体。自相矛盾的是，这样做的话，自我就会失去或者忘记与其初的整体——自性的联结。生活变成了一种碎片化的、贫瘠和空虚的体验。为了体验炼金术士的转化过程，我们需要鼓起勇气去开启一场危险的探寻，寻找丢失在物质现实的基础物质"铅"中的"黄金"。炼金术的意象表明，这一过程需要经历肢解、燃烧和折磨。有一些炼金术士深深地投入这一探寻的过程，他们死去或者发疯了。在这个过程的最后，充满杂质的铅即自我，与整体性的超越之光即自性，相遇了。这个相遇之处，也即第三领域，就是物质和精神的对立面联合之处——结合（*coniunc-tio*）。与"金子"相遇并识别出"金子"之后，意识心理得以转化，由此一个由对立面双方共同组成的新人格涌现了出来。"上帝现在由个人在体验层面来承载。"（Corbett，1996，p. 130）

荣格发现了另一个涉及转化过程的领域。在诺斯替传统中，创造者在**创造**物质的时候就迷失了。只是由于成为他自己，他便毁灭了自己。他创造的产品是他自己分裂之后的残余。他们在命运、生与死的世界里游荡，只想逃避混沌与痛苦。在诺斯替主义中，创造似乎是一个不该发生的重大错误。现实似乎是邪恶的。然而，真正的邪恶是拒绝承认在分裂的碎片中有神性存在。如果要求每一块碎片对神性保持觉察和"知晓"，那么每一块碎片都会回到与神性重逢的道路上，上帝将被重新创造出来。

荣格使用诺斯替的隐喻来表明，自我有责任来重组自性——已经被分裂成碎片并被投射到世界上的自性。自我必须按照神性之源重组自己，同时保持自己的同一性。自我已经回到了无意识的状态（神性），以提高对自性的意识水平，使自己可以跟随。随着我们的意识延伸到无意识中，我们与上帝的意象相遇，因此我们产生了转化。这个过程是持续启示的过程（Corbett，1996）。荣格说："不是我创造了我自己，而是我碰巧是我自己。"（Rosen，1996，p. 15）

荣格继续寻求对自性的理解的扩充，他探索了《约伯记》（Jung，1960）。在这个故事中，当上帝的命令是基于天性的时候，代表自我的约伯采取了反对上帝的立场。他承认上帝是最高权力，即使他正在抗议他受到了上帝的不公正对待。上帝于是消除了他的不幸。换句话说，尽管自我（约伯）受伤了，它仍然相信这一体验是有意义的。由于自我的坚持，转化得以发生，转化带来了对生命的超个人本性的更深刻的理解，因此也带来了对它的接纳。需要一个处于观察角度的意识，来把自性的意象反映给自性，从而启动其转化。自性需要自我，自我需要自性。自我-自性轴是整个人格的基础。心理体验表明，在意识与这一核心的原型之间存在着相互的关系。起初，这种关系可能被体验为是对抗的，但是当两者各自的自主性都得到保存时，就存在一种能促进两者更大的转化的关系，同时对灵魂了解自己的渴望做出了回应。

荣格的思维过程的复杂性和他对尝试界定"不可知的本质"（Jung，1966a，par. 399）的坚持，成为自性这一概念得到持续探讨且缺乏共识的一部分，这毫不出奇。扬-艾森德拉特报告说："一些荣格学派的学者认为自性等同于灵魂或上帝，而另一些人则认为它是一种组织的原则。"（Young-Eisendrath，1997，p. 13）观点截然不同。重要的是，荣格的探寻刺激了许多人的调查研究和创造性的思维，他们渴望更深入地理解和阐明这一位于人类心灵核心的能量。这种核心能量促进了人类在出生之前和发展当中的进化，超越了纯粹的生物有机体。

持续存在的猜测已经越来越深入，扩展到了其他的心理学流派。科胡特的自体心理学对反思、共情式的移情的理论建构，开启了自体的道路，它具有自身的动力结构，具有自己的心理系统。

福德姆看到了**一种先天的自体**（a priori self），这种先天自体对环境的刺激做出反应，并且经历了一个解体和重组的循环过程。温尼科特说，出生时没有自体。从他的客体关系的角度来看，某种核心是通过对他者和异质性的认识而开始发展起来的。对于温尼科特来说，有一个类似于人格面具的虚假自体，还有一个真实的自体，他将之描述为意义的器官。

大多数探索深度心灵的人同意，在困惑、冲突和混沌之下存在秩序。在沙盘游戏中，我们有机会遭遇这种能量。可以这么说，当一种"神秘"的能量从沙子的创造本身迸发出来之时，就会出现创造时刻，就会产生一种进化。这是一个照亮治疗师和来访者内在的黑暗的时刻——发生了我-你的体验。布伯说："在我-你的关系中流动的就是上帝。"（Buber，1958，p. 10）

从这一神秘之处涌出的意象如生活本身变化万千，因此很难去界定一个"自性沙盘"。一旦这样做，我们就立即开始限制一种无限的体验。但是，关注一下科比特（Corbett，1996）对意象粗略地进行分组的尝试，可能是有帮助的。

1. 曼荼罗，在梵文中意思是"魔法圈"，是最容易识别的出现在沙子中的趋中的意象之一。一个四方形，包含在一个由物品摆成的圆圈之内，通常但不总是由有机材料组成，例如用石头、木头或贝壳，或者是水晶或珠宝做出圆形。

2. 一个核心的物品，或来自自然的或有机的物品可能出现在沙子中，象征自性的原初能量，如花、鱼、贝壳、水晶、金子、石头、土堆、木头和水域。

3. 可能会出现一个核心人物沙具，与宗教或超越相关，如基督、佛陀、塔拉（Tara）、观音、湿婆或许多神话中的人物。

4. 对立的双方可能会一起出现，如国王和王后、狮子和羊羔、黑色和白色，或火和水。

当使用任何分类系统来为某个特定的沙盘贴标签时，需要特别小心。当我们用智力来识别一个意象时，我们立刻将一个原型降低到了个人的境界，这样做我们就失去了在我们面前出现的神秘事物所具有的意义。

千万年以来，也许从人类开始觉察到"他者"的存在开始，人们就在不断追寻，希望对于那些属于我们但不是我们的部分有更加清晰和深刻的理解。哲学家、神学家、科学家、心理学家、作家和诗人都参与了远古的绕行的仪式，以纪念一种宇宙的特质，围绕着中心绕了一圈又一圈，无穷无尽。

荣格正式认可了诗人。诗歌原型的影响是

> 扰动了我们，因为它唤起了比我们自己的声音更强烈的声音。任何以原始的意象说话的人，都在用一千个声音在说话……他把我们的个人命运转化为人类的命运，并唤起我们身上所有良善的力量，在每一次危险中，那些良善的力量曾经一度很快又再次使人类寻找到避难所，度过那漫漫长夜。

（Jung，1966b，par.129）

鲁米，作为世界上最伟大的灵性诗人之一，当他用他无限的声音在说话时，也许是在谈论自性化过程，谈论自性：

工作。继续挖掘你的井。
不要想着完工。
水就在那里，在某个地方。

坚持敲门，内在的喜悦
最终会打开一扇窗
看看谁在那里。

第六部分

阴　影

第二十一章　阴影三部曲

凯：我第一次听到从心理学的角度使用"阴影"一词，是在那首名为《我和我的阴影》（Me and My Shadow）的歌中。还记得吗？

三人一起：［笑］

露西娅：那首歌也是非常优美的。

凯：是的。"我和我的阴影哒哒哒……"我们正一起走在大街上，我们孤单一人。它并不是消极的。后来我在荣格学派团体里开始听到"阴影"，而阴影完全是不好的。后来我听说荣格允许阴影既是好的，也是不好的。这样就改变了我对阴影的整体理解，但要消除"阴影"是消极的感觉是非常困难的。但是，我想一个罪犯的阴影肯定是积极的。

露西娅："阴影"的临床定义是我们人格中所有未表达的、不想要的、未被承认的和未被认识的部分。

玛丽亚：它不只是人格中未被认识、不想要的部分——

凯：是我们的整体存在中未被认识和不想要的部分。阴影也为心灵的完整性做出了贡献。如果我们没有阴影，我们就不会拥有完整性。

露西娅：对的。

凯：我们不会拥有完整性，直到我们认识到了阴影。当我们接触阴影时，我们必须认识到它同时是积极的和消极的。而且认识到积极面，有助于认识消极面。我的意思是，你不会害怕面对阴影，因为你知道积极面和消极面都是我们的一部分。

玛丽亚：因此，比如说，如果有人认为自己是抑郁的、不快乐的和悲伤的，那么这个人的阴影实际上是开心和快乐的。

凯：或者甚至是躁狂的。这是用消极的方式来说。

玛丽亚：但阴影会是如此极端。是啊。但是我觉得，很多人一听到"阴影"，他们就想到"黑暗"，然后就会陷入种族主义的想法之中。"黑暗"是不好的。尽管对于一些人来说，光明是阴影，因为他们极为认同黑暗。我知道这对我来说是真实的，因为我一直在与抑郁做斗争。所以光明和快乐对我来说是一种阴影。

凯：但是你必须承认它并意识到它在那里。

玛丽亚：的确如此。让它通过我来生活。

露西娅：如果我们打算区分黑和白或积极和消极，那么你会有一个白色的阴影。但是这里我们又在做出评判。当我们把某个事物标记为积极或消极的时候，我认为我们会陷入困境。阴影只是那些没有如其他部分那样意识化或被认识的部分。它并不一定是坏的或好的。

凯：我不认为玛丽亚所说的涉及坏或好。她说有一个抑郁的部分，但她并没有说这是不好的，但它被过分强调了。然后无意识带来了欢乐和光明来补偿。

露西娅：我刚刚正在对玛丽亚说，光明是她的阴影的一部分，这真是非常有趣的谈话。你看到了吗？阴影中的光明。

凯：这是人们难以接受的。

露西娅：我曾经有过这样有趣的经历，生活在高科技世界当中，男人们通常只在事情**真的**很糟糕的时候才会来找我治疗。他们经常身穿意大利丝绸西服，脚穿古驰牌的鞋子。他们看起来如此完美，简直完美无缺！一开始我被这些人完全吓着了，因为他们似乎没有任何阴影——他们太完美了。而且他们的收入是我的全部收入的四倍。

三人一起：［笑］

露西娅：我还记得有一个男人做了几分钟自我介绍后说的话："看看我的手。"他举起了双手，他的手在颤抖——就是在颤抖着。"阴影"的概念非常有帮助。我会想："好的。在这里的这个人是完全合乎逻辑的、有竞争力的、线性的——"

凯：按照男人的目标来生活。

露西娅：是的，那男人的目标的对立面是什么？如果我们要去寻

沙盘游戏三部曲：意象、关系与神秘

找阴影，那么对立面是什么？

玛丽亚：你认为是什么，露西娅？

露西娅：精神的存在——

玛丽亚：是的，非物质方面的存在。

露西娅：有一个和我一起工作的男人，他有一个五个车位的车库，每个车位上都停着一辆无比昂贵的豪车。我开始去找寻阴影，因为他真的太完美了。而完美是扁平的。你知道吗？

凯：嗯，扁平和完美。

露西娅：扁平的完美。于是我们回到了他的孩提时代，那时心灵的完整性可能更为活跃。我们回到了他大约十五岁的时候。那时，这个小伙子在夏天曾靠为一家建筑公司工作来赚钱。其中的一个建筑工地在山上，他在帮助建一家冥想中心。

凯：冥想中心？

露西娅：是的，休息的时候他会去听僧侣讲经。然后他会坐下来和他们一起冥想。他说那是他记忆中最快乐的时光。于是我们谈到了是否可以把这些带回他现在的生活。这种精神性是他的阴影。经过几个月的努力，他在他的车库的后部角落里，找到了一个小小的方圆六英尺①的空间，并用屏风把它围起来。他在那里放了一张桌子，桌上放了一尊佛，还放了一个香炉、一个枕头和一个加热器。当他方便时，他会偷偷溜出去到那里。他说：“我不能让任何人知道这里。”

凯：除了你。

露西娅：除了我之外，我想知道如何帮助他整合这个阴影。他没有意识到他的阴影，没有拥有它。

玛丽亚：嗯，没有完全意识到。他的确在车库里为他的阴影创造了一个小小的空间，尽管这一空间如此狭小、微不足道，而且四周全是汽车。

凯：但这是非常重大的一步。

露西娅：的确如此，但是他将如何整合这个阴影？

---

① 1英尺约合0.3米。——译者注

凯：嗯，他会整合的。他已经做到了这一步。你给了他一个空间，每一个人都会以不同的方式来整合。对于这一整合如何发生，并没有一概而论的东西。了不起的是他已经走出了这一步。

玛丽亚：是的。

凯：这是他自己的事情，他可能不会再进一步，把它表达出来。但是我认为他已经做了很多了。

露西娅：好吧，但是你能走多远呢？

凯：你是指治疗师还是来访者？

露西娅：我的意思是我想要让他们走多远。我知道我不应该想要他们这么做。

凯：嗯，但是你控制不住自己。好吧，你承认你想要他们这么做。

三人一起：[笑]

玛丽亚：那是你的阴影。

露西娅：那是我的阴影。

玛丽亚：他在沙子中找到了他的阴影吗？

露西娅：不，他从来不做沙盘游戏。

玛丽亚：那么，沙子中的阴影呢？我们如何识别阴影是什么？

凯：我们必须要识别阴影吗？

露西娅：我想我们在这里需要特别小心。我曾经看过很多沙盘游戏的报告，通常任何黑色或可怕的东西——女巫、魔鬼甚至大猩猩，都被视为阴影。而可怕的东西就是不好的。自动化地把某些东西识别为是消极的，暗示着你必须消灭它或它无处可去。

凯：作为沙盘游戏治疗师，我们和大多数人不一样，因为我们知道不必消灭它。而我们知道这一点，正是对沙盘游戏者而言带来治愈的地方。

露西娅：是的。在沙子上，总是有地方来容纳黑暗的和可怕的东西——女巫或任何可能出现的东西。

玛丽亚：也许你刚才所说的，凯，不要在沙盘中具体指出阴影在哪里，这很重要。无论你是否确定了阴影，沙盘游戏者都正在体验一种抱持，一种阴影被接纳的抱持。正是在这种接纳当中，阴影将被整合。而它**确实**正在被整合。

　　凯：现在，在沙盘游戏当中，他们在沙子里建造了一些东西，对吧？他们可能会把女巫放进去。

　　玛丽亚：而女巫可能不是阴影，也可能是阴影，但这并不重要。通过创建沙盘，他们有了整合的体验。

　　凯：对的。那就是我所想的。我想我们可能正在发展新的理论。在沙盘游戏中，我们不必拘泥于既定的理论，因为我们看过如此多的不同的沙盘游戏过程，我们有我们自己独特的体验。我们已经确信，这个过程将继续下去，并将有其自身的发展历程。这不是从阅读相关理论而来的。这是值得信赖的经验。

　　露西娅：是的。

　　凯：沙盘游戏者会明白，不管他们如何使用沙具，我们既不赞美，也不谴责。治疗师把沙盘游戏和沙盘游戏者视为一个整体。那就是治愈。

　　露西娅：并且，如果你可以在沙子上把你自己分裂的或不被承认的部分展示出来，那么也许你不需要在家里或在学校里这样做。但是你必须在某个地方能够这样做，因为阴影不会消失。最好是在沙子中把它展示出来。有一个节目，名字就叫作《阴影》。

　　玛丽亚：一个广播节目，叫作《阴影知道》（*Shadow Knows*）。

　　露西娅：阴影承载了什么样的知识——为我们，为每一个人？阴影承载了一些宝贵的东西。

　　凯：是的。它为我们的意识承载了对立面，只有通过整合阴影，我们才能体验完整性。

　　露西娅：所以我们应该欢迎阴影，不是吗？

　　凯：哦，是的。

　　玛丽亚：阴影有很多层次。它可以是个人的，但也可以是文化的，它还有原型的方面。

　　凯：阴影不是一个普遍的原型吗——像自性一样？因为每个人的阴影都不一样，所以我猜它不能表征一个原型。

玛丽亚： 那么，它确实表征了原型的现实，但不是一个普遍的现实。

露西娅： 或者……或者一个特定的象征。

凯： 但是"原型"意味着它处于每个人的无意识的较低层次——它是相同的。

露西娅： 它可能看起来是不同的。

凯： 但它是不同的——每个人的阴影都不同于其他人的阴影。

露西娅： 也许在文化上也是如此。

玛丽亚： 我想到了阴影是人格面具的对立面。后来我读到了亨德森在《阴影与自性》中，把阴影作为自性的对立面。他说，自性在哪里，阴影就在哪里。因此，我们在心灵的最深层次上抱持着对立面。

凯： 好的。

玛丽亚： 你是在原型层面获得它的，但它与任何自性的象征都有关系。从文化上我们可以看到阴阳的象征中，黑色的部分有白色的小点，白色的部分有黑色的小点。在这个中国的象征中，我们看到了你中有我我中有你的对立面。

凯： 还有对他者的补充。

玛丽亚： 补充——在阴影/自性的水平上。

露西娅： 那么你到底在说什么？

玛丽亚： 我只是在卖弄观点而已。我认为阴影可以同时是面具和自性的对立面。当你在看别人做沙盘游戏时，你可能会看到阴影表现的不同方面。

凯： 我想知道阴影是否先出现，然后才有面具。

露西娅： 在人格面具开始形成，排除某些事物或某些方面之前，它不会变成阴影。我认为有许多阴影是文化的，不是吗？

凯： 阴影是原型的、文化的和家族的。

玛丽亚： 是的，也许你的家族的阴影跟我的不一样。

露西娅： 呃，我确信……

三人一起： ［笑］

露西娅： 斯堪的纳维亚裔和意大利裔，我确信！那么阴影是否代

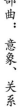

表了我们那些无意识的部分呢？

凯： 我认为你之前说得很好。阴影是不被承认的部分，因为我们不喜欢它。如果我们像你的来访者一样，生活里全是跟电脑和物质有关的东西，那么我们的阴影就是精神层面的。

露西娅： 嗯，嗯。

凯： 它是不被承认的，只要他能够承认它——就像他所做的那样——那么他就接近完整性了，那就是自性化。

露西娅： 所以阴影，一旦它被承认，就越来越成为我们的一部分。

凯： 我们永远都不会完成我们的自性化。我一直很喜欢詹姆斯·霍尔（James Hall）对于自性化的定义。

玛丽亚： 定义是什么？

凯： 在他的《荣格学派释梦》（Hall，1983）一书中，他说自性化就是有意识地实现自己独特的心理现实，同时包括我们的优点和缺点，这会引导我们体验到自性。

露西娅： 那么，随着我们越来越多地意识到我们的阴影，以及拥有更多自己的阴影，阴影会变得更深吗？如果是，又是如何发挥作用的呢？

玛丽亚： 露西娅，你之前说过，完美是一维的，当我们开始加深我们的阴影的时候，我们不会那么扁平、完美，而是变得更加多维。我认为我们作为个体，也更深刻了。如果我们想到用一支铅笔或木炭画画，那么阴影越深，绘图也越有深度。它更加立体。我们越能够与我们那些较少意识化或分裂的部分发生关联，生活在其中，我们的人性会更丰富。

凯： 所以当我们在自性化的道路上时，我们不投射阴影。我们不把它投射到别人身上。如果我们承认自己的阴影，我们不需要把它投射出去。对不对？

露西娅： 对的。

玛丽亚： 好吧，我们可能会把阴影投射出去，但是我们可能会更能觉察到阴影。我们可能会感到有一点卑鄙、嫉妒，并且知道这是我们的阴影。那么我们可能会认识到阴影与他人无关。

凯：所以我们不把阴影指派给另一个人。或者我们认识到，我们正在把阴影指派给某个人，而我们不会让那个人来负责任。我们自己来承担阴影。

露西娅：我不得不再一次说，沙盘游戏是多么美妙，因为它是非言语的。在言语治疗中，当我们试图拥有阴影时，它可能会变得非常糟糕而且恶心。在言语上承认阴影是非常困难的。啊！事实上，我可能不会承认阴影——除了在半夜醒来，我做了一个可怕的……

凯：你可能做了一个梦。

露西娅：我可能做了一个梦。但是，在沙子里，你可以开始与你自己不知道、不承认的部分建立关系——不会感到羞耻。

凯：而且你正在和某个人一起做沙盘；对于这个人，你不需要向他说出你的阴影，但是你知道他也正在看着你做沙盘，并且不会因为你的阴影而反对你。他接纳你，所以你可能不会感到羞耻。

玛丽亚：我认为，对于创造沙盘的人而言，可以有羞耻感。如果他们第一次看到阴影，他们可能会感到羞耻。但是接下来，我们作为治疗师，会把接纳的感受传递给他们。于是他们带着内在的这种接纳，继续工作。

露西娅：我同意。我认为阴影不会在沙盘游戏过程中出现，直到治疗师和沙盘游戏者之间建立了一种信任的关系，那么风险就不会那么大了。阴影的事物就可以开始在一个安全的地方出来了。

凯：治疗师的接纳不仅仅只是在言语的水平上。

露西娅：我同意。

凯：它是更深层次的接纳。它是我们之前提到过多次的肝胆相照的地方。起初你并不需要真正意识到这一点。你的心灵意识到它已被治疗师在非常深的层次上所接纳。

玛丽亚：对，也许你说的，露西娅，就是当一个人先体验到了阴影，不会有羞耻的感受。但是，当他们走出去，去看着沙盘时，这时会产生羞耻感。他们可能会看着我，看着我的面部表情，看看我是如何抱持那些的。

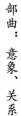

露西娅： 的确如此。

凯： 不仅仅是治疗师似乎接纳了你创造的沙盘，而且是治疗师接纳了你，你所有的一切。

露西娅： 是的。需要创建一个空间，让这种关系得以发生。在我的沙盘游戏工作当中，从来没有任何人在初始沙盘中就处理深度的阴影。你必须小心谨慎地处理它——直到它是安全的。

凯： 实际上，很多时候被认为是"好"的沙盘，必须出现在一个可怕的沙盘之前，这样在面对被认为是消极的事物之前，人们对自己的感受会好一些。我在与一位女性做沙盘游戏时，发现了这一点。每一次的面谈，她都想做两个沙盘。她必须先做一个她体验为"好的"沙盘，然后她可以做"不好的"沙盘。

露西娅： 沙盘游戏工作如此深入的原因之一是，在这种肝胆相照的关系中，没有什么是错的，或——

凯： 不好的。

露西娅： 不好的或不应该在那里的。这是治疗师和来访者之间在这个水平上的默契。我不认为你可以在言语水平上达成这样的默契。

凯： 我同意。

玛丽亚： 我想知道沙盘游戏中是什么让我们能够感受到这种肝胆相照般的接纳？

凯： 我们不是通过使用言语，所以我们在更深的地方相互关联。

露西娅： 同时它也是一种容纳。

玛丽亚： 我出现的意象是一个孩子正在画一幅画。我不会对孩子的画进行评判。

露西娅： 不会。

凯： 是的。

玛丽亚： 我只是看着它，我对于画中表达了什么感兴趣。所以它就有点是脱离了个人的——我没有办法准确地把握它，帮帮我吧。

露西娅： 它是一种表达。

玛丽亚： 我们只是承受和接纳？

凯： 也许是因为我们致力于非言语的工作——或非常少的言语，

所以它是没有言语的表达，这必须是在更深的层次上，因为一旦我们使用了言语，我们就脱离了这一深层的地方。

玛丽亚：但是，为什么非言语的方式会更容易一些？是什么原因使我们没有像与他人进行言语上的交流那样受束缚？

凯：你必须思考你将要说些什么，并用言语说出来。在沙盘游戏中，你可以信任所发生的事情，而不必使用言语。

玛丽亚：好的，我明白了。因此，正是非言语的方式能让我们进入更深层的地方，这种肝胆相照的联结。

凯：我是这么认为的。

露西娅：那么，你可以跟随能量的流动——因为你不会用言语来打断能量的流动。

凯：如果你在进行言语治疗，来访者说了什么，你必须考虑用言语来回应。在沙盘游戏中，你在信任比言语更深层次的一些东西。而且你知道你可以真正信任它，沙盘游戏者也会信任它，于是就会发生一些事情。

玛丽亚：我喜欢这样。只是需要说很多次。我们作为沙盘游戏治疗师，创建了一个自由而受保护的空间，一种基本的接纳水平——

凯：在关系当中。

露西娅：其中有能量的流动。若你把言语带进来，就会划分界限。若你没有把言语带进来，心灵的非言语表达就会持续下去。所以，"表达"这个词，玛丽亚，是我们处理阴影——或其他任何事情的关键，但是在处理阴影的时候，特别关键。

玛丽亚：接纳阴影的表达。

露西娅：表达是绝对的关键。

凯：我不同意。是体验，而不是表达。

露西娅：哦，哦，好吧。可以。

玛丽亚：但是，你必须表达才能体验。

凯：这是表达的体验。

三人一起：是啊！[鼓掌和笑]

玛丽亚：接受阴影的表达的体验比接触阴影要容易得多。而我们对非言语的探讨也很重要，因为采用言语的方式，我们可能会被阴影捕捉到。

露西娅： 嗯，嗯。

玛丽亚： 我正在反思我自己的沙盘游戏过程，想到我创造的最后一个沙盘。这么多年过去了，这个沙盘里有一个意义深远的意象，我到现在还在整合当中。我相信你们两个都有过这样的体验。我在意大利天主教的宗教氛围里长大，圣母玛利亚是如此深入人心，我记得这个特殊的沙盘，在沙盘里我把圣母玛利亚和迦梨女神面对面放在一起，她们之间有一朵小花，一朵小小的花，从两个原型的女性神性人物之间面对面的联结中涌现出来。回想起来，我再来看这两个对立面，其中一个是阴影，另一个是自性。

凯： 她们互为彼此。

玛丽亚： 对我来说，这是阴影与自性之间一次深远的汇聚。这是我对于阴阳的个人、家族和文化的体验。

露西娅： 是的。

玛丽亚： 这两个人物之间的张力是如此之深。那是对立面的张力。当我们创造了一个沙盘，当我们心灵的各个层面都参与并体验这种表达时，我们内心的回响是如此深刻。然后是持续一生的整合。

凯： 好的，你已经讲了你的阴影的体验，那么我将告诉你我的沙盘上的意象。我放了一个照镜子的女巫。而在那个时候，它对于我来说，并没有太多的含义。这就是我着迷于体验的原因。在那之后，我和姐姐的关系变得更好了——正是为了改善与姐姐的关系我才去找多拉体验沙盘游戏的。我不知道为什么。我只是认为是别的东西起作用了，直到十年后，多拉和我一起回顾我的沙盘。然后，在她并没有告诉我的情况下，我意识到镜子把我自己女巫的一部分反馈给了我。这对我来说如此深刻。我正在体验我的阴影。在那个时期的所有时刻，它一直在我的内在发挥作用。

玛丽亚： 是的，所以你有那样的意象，你永远不会忘记。

凯： 是的。而且它在我没有意识到的情况下帮助了我。它在多拉并没有说什么的情况下帮助了我。如果她说了些什么，我可能会抗拒。我非常抗拒与我和姐姐之间的问题有关的想法。

玛丽亚：除了你去那里来处理这个问题。

凯：这是真的。我的心灵让我去那里来处理这个问题，但是在意识层面我想要发现我们的问题全是她的错。

露西娅：好，既然我们都在讲多拉的故事，我还记得我与多拉一起时创造的一个沙盘。我一直没有认为它是阴影，但现在我开始意识到也许它是阴影。我和多拉一起时做了一个沙盘，这是一个相当漂亮的沙盘。有耕地，有一大片水域，水上有一艘帆船。在和她谈论到帆船的时候，我说："这是没有舵的。"她说："那是什么？"我说："它没有办法去任何地方。"她对我说："那是你的黑暗啊！"我不知道她的意思是什么，但是在这里，我明白了。我随身带着我的日程表，日程表里是未来两年的安排，为了避免在大海里航行却没有舵。哦，那太艰难了。

凯：我的也很艰难。

玛丽亚：在你们和阴影建立联系之后，你们两个都体验到了事情变得越来越好。

凯：是的，但是很难去……去承认。但我……我有阴影。我承认了阴影。但花了多少年？

露西娅：我知道。就是这样，不是吗？对于阴影方面的素材，我们所谈论的深度，就是你不断地探索它，永远探索它。

凯：它不是一件已经完成的事情。

玛丽亚：嗯，是的，我们一直在对女巫的能量、没有舵的能量或迦梨女神的能量做工作。我意识到我认同了圣母玛利亚，那是纯洁无瑕的。但迦梨女神让我面对我自己和世界的愤怒与毁灭，并创造空间来承载它们。

凯：非常美妙！

露西娅：它一直和你在一起。那意象如此清晰，就像你做沙盘的那一天一样。

玛丽亚：啊！我可以看到它。

凯：我可以看到它。

露西娅：我也可以看到它。看到没有，这就是肝胆相照。

玛丽亚：因此，在沙盘游戏中面对阴影，对我们和我们自己的自性化过程有着深远的影响。

露西娅：是的，它需要一点胆量，不是吗？所以我之前提到的那个过去的广播节目是真的：阴影知道。阴影在某些方面知道我们是否完整。我们必须了解阴影，这样我们才是完整的。

凯：那首歌——《我和我的阴影》说的也是对的。阴影总是和我们在一起。

第二十二章　玛丽亚·埃伦·基亚亚论阴影

> 阴影通常与意识化的人格有着根本的反差。这种反差是心灵的能量产生的潜能大相径庭的先决条件。没有阴影，就会缺乏必要的张力。在大量的心灵能量发挥作用之处，我们期待相应的紧张和内在的对立。对立面必然具有一种性格上的特征：积极美德的存在意味着战胜了其对立面，即相应的邪恶；没有其对手，美德将是苍白的、无效的、不真实的。阴影与意识的极端对立可以通过无意识中的互补与补偿过程来缓解。对意识的影响最终产生统一的象征。
>
> (Jung，1963，par. 707)

荣格所描述的如此美妙的过程，可以通过在沙子中的表达来体验，之后可以在沙盘图片中来观看。意识和无意识之间的这种张力和内在对立以及由此产生的统一的象征，在整个沙盘游戏过程中一遍又一遍地出现。

作为沙盘游戏治疗师，在与我们自己和与他人的深度关系中，我们拥有一个开放的空间，让这个过程得以展开。我们从一个沙盘到另一个沙盘中寻找对立面和张力。我们也在一个沙盘内观察这些对立面。我会注意哪些沙具之间是呈对角地放置的。例如，在左上角可能放置了一组互相打斗的动物，在右下角则可能放置了一尊佛和一尊观音。在这个场景中，在攻击性的本能能量和安静、慈悲的精神能量之间有着充满张力的感受。从这种对立中，可能会出现一些新的事物，它们为沙盘游戏者把这种能量统一起来。在未来的沙盘中，会出现一位农妇，她独自一人生活在森林中，森林中有熊以及其他野生动物。作为一个统一的象征，她是一个人类，在大自然里生活和工作，独自一人，但与动物有关联。创造这种沙盘的人可能正在体验与大地和生物本性相联结的女性的精神层面，她内在的对立面已经让位于这种新的体验。

或者这种张力可能在面对面或背靠背放置的沙具中可以看到。正如"阴影三部曲"（第二十一章）中提到的，在我的沙盘中，圣母玛利亚和迦梨女神面对面而立，我体验到了这种对立面，它扰乱了我对精神性和女性特质的意识体验。从这种张力之中，出现了一朵红色的花。作为一个统一的象征，红色的花朵拥有一种成长、充满活力的感觉，它成为我植物的身体的一部分。"我"这个简单的、生物的有机体，开始感受到了一系列与我的精神性和我的女性特质的体验有关的情绪，这些是我以前从未有过的。

我还会关注在单个的沙盘中沙具放进沙盘的顺序。一个沙具被放入沙盘中，然后另一个沙具被放入，刚好在第一个沙具的对面，可能意味着能量处于对立状态并在努力和解。例如，把火放在沙盘上，然后放入水；之后放入一个火炉，再放一座雪块堆成的圆顶小屋；之后放一个炉子，再放上一个冰箱；然后放一个冰池，再放一个壁炉。所有这些都被放到了沙盘里。在这个例子当中，心灵能量正在建立，因为在这一表达中，正在体验极端的对立面。我们必须仔细观察这个沙盘或下一个沙盘中可能发生的状况。沙盘游戏和治疗关系把这些对立的能量作为一个整体来抱持，并接纳它们。当意识受到无意识的影响时，统一的象征就会出现。

荣格把心灵中发生的事情和炼金术中发生的事情做了比较，很好地描述了这一过程。

> 但是，如果他对于阴影的认识是尽可能完整的，那么冲突和迷失方向会接踵而至，"是"和"否"同样强烈，他就再也不能通过理性的决定来把它们分开……它需要一个真正的解决方案，

并且需要一个第三方来统合对立面。在这里，智力的逻辑通常是失败的，因为逻辑上的对立面，没有第三方。"溶剂"只能是非理性的。在本质上，对立面的解决往往是一个充满能量的过程：她在真正意义上的**象征层面**来行事，做一些表达双方的事情，就像瀑布在上下之间起中介作用一样。瀑布本身就是不可比拟的第三方。在一个开放的、未解决的冲突中，出现了梦境和幻想，就像瀑布一样，它们展示了对立面的张力和性质，因此为合成做好了准备。

(Jung，1963，par. 705)

荣格建议绕过我们的逻辑和理性思考来对这一过程做工作，以使第三方，统一的象征，得以出现。他会要求病人创作一系列的意象，以揭示无意识的内容。通过处理这些内容，他知道病人会和"他者"面对面相遇，他把这个"他者"比拟为阴影。通过涌现出的意象，荣格一次又一次地见证了这一过程如何使病人获得对人格的复杂本质的洞察，同时通过这些意象，如何创造出第三方，并将对立面统一起来。

在沙盘游戏当中，沙子、水和沙具绕过我们理性的思维，在召唤着我们。涌现出的创造表达了对立面的张力和性质，也使合成得以发生。它不仅被表达，而且也被沙盘游戏者和治疗师所体验。沙盘游戏让我们的无意识参与其中，建造了无意识与意识之间的桥梁。在创造沙盘时，我们积极地建立了自我与自性、人格面具与阴影、阴影与自性之间的联系。通过把已知的和未知的、已看到的和未曾看到的结合在一起，新的事物会涌现出来，它是我们想象的产物，来自深层的无意识。当心灵从无意识中获得这些能量时，阴影也会参与其中，无意识和意识两者都会受到影响并得以转化。正如在"阴影三部曲"中所说的，我们越能够与我们那些较少意识化或分裂的部分发生关联，生活在其中，我们作为人类，会变得更立体，人性会更丰富。

170

沙盘游戏三部曲：意象、关系与神秘

第二十三章　凯·布莱德温论阴影

"阴影"是一个有点模糊的概念，似乎没有最终的定义甚至是稳定的描述。荣格在 1915 年出版的著作中首先将他的阴影概念定义为"人格的消极面，我们喜欢隐藏的所有令人不快的特质的总和，未被充分发展的功能和个人无意识的内容"（Jung，1953，par. 103，fn 5）。

1959 年，荣格扩展了他关于阴影的概念。他写道：

> 迄今为止人们认为人类的阴影是万恶之源。现在可以通过更仔细的研究来确定，那个无意识的人，也就是他的阴影，不仅包括道德上应受谴责的倾向，而且还表现出许多良好的品质，如正常的本能、适当的反应、现实的见解、创造性的冲动等。
>
> （Jung，1959，par. 423）

荣格把阴影的概念进行了扩展，把积极因素包括在内，认识到了对立面的心理普遍性，这从理论上来讲是有道理的。然而，与"阴影"这个词相关的情感基调依然令人想起消极面。有些人把阴影描述成另一个心理学概念，即自我或自性或人格面具的对立面。但是很少有人提及阴影本身的对立面或积极的一面。一个例外是本书"阴影三部曲"中露西娅·钱伯斯提供的内容（第二十一章）。

接下来我会对 20 世纪 80 年代和 90 年代荣格学派的学者的一些关于阴影的引文稍做论述，之后我想集中讨论黛比（Debbie）的沙盘游戏过程，作为一个案例，说明如何通过使用与言语对话不同的视觉意象来处理阴影方面的问题。

在默里·斯坦（Murray Stein）1982 年出版的著作《荣格学派心理分析》（*Jungian Analysis*）一书中，有二十二位荣格学派心理分析师参与投稿，其中只有两位提及了阴影。一位是爱德华·惠特蒙特（Edward Whitmont），他暗指阴影与文化价值观相对立，是个人的："我们表达我们家庭的群体和文化环境的理想，即使我们讨厌或反抗它们，或者有意识地无视它们。真正的个人价值通常是由阴影所承载的。"（Stein，1982，p. 337）

默里·斯坦的著作于1995年再版，其中一些作者被另外一些荣格学派心理分析师所取代，提到阴影的文章显著增长，由两篇增加到了十三篇。默里·斯坦自己也提及了阴影，但他只观察到了阴影的消极面，他写道："对到目前为止一直被投射的自己的心灵部分变得意识化，是令人清醒但往往令人痛苦的体验，特别是当它涉及阴影面时，由于其令人讨厌、令人羞愧的欲望和感受，这部分人格是不被承认的。"（Stein，1982，p. 40）

安·乌兰诺夫（Ann Ulanov）论及了直面阴影和整合阴影："在直面阴影时……我们现在看到重要的是要同时回忆起属于自我的东西。"而"回忆……必须与直面阴影和整合阴影同时进行"（Stein，1995a，p. 59）。

唐纳德·桑德纳（Donald Sandner）和约翰·比毕论及了关于阴影的"经典荣格学派概念"，认为阴影是"最接近意识的无意识心灵的一部分，尽管它并没有完全被意识接受"（Stein，1995a，p. 304）。

唐纳德·桑德纳和约翰·比毕关于心理功能的探讨把阴影包括在内，他们指出："阴影的分裂部分……一直是真正处于无意识状态的，直到它们逐渐出现在梦境、症状或移情的影响之中，它们一直寻求与病人的自我产生关联。"（Stein，1995a，pp. 344-345）

约翰·比毕在其关于正直（integrity）的著作中告诉我们阴影的重要性："在心理治疗中与病人工作的经验教导我们，为了努力恢复人格的正直，面对阴影是必不可少的。"（Beebe，1992，p. 17）

安德鲁·塞缪尔斯（Andrew Samuels）的著作《荣格与后荣格学派学者》（*Jung and the Post-Jungians*）于1985年，在默里·斯坦的著作初版和再版之间出版。塞缪尔斯在探讨"离散的原型"时也提及了阴影，他只谈及了荣格对阴影的负面描述。他写道："［阴影］是荣格所创造的一个词，总结出每个人所害怕和鄙视并且自己不能接受的事物。"（Samuels，1985，p. 31）之后，在题为"自我和阴影"的章节中，塞缪尔斯说："荣格用**阴影**这个术语来表示和总结每个人自己的内在所害怕和鄙视的事物。"他继续说："虽然自我有可能意识到处于阴影中的事物，但这永远不会是完全的意识。"（p. 65）

1982 年约瑟夫·亨德森举办了主题为"阴影与自性"的研讨会，并于 1990 年出版了同名著作，其中包含了关于阴影最全面的论述。亨德森提出的观点是，阴影不是自我的对立面，而是自性的对立面。他指出，荣格预想到"阴影与自性的显现之间的持续对话"。亨德森补充说，在他的实践中，"这一对话可以有三个层次：个人的、文化的和原型的"（Henderson，1990，p. 69）。他进一步提出，阴影可能是人格面具的对立面："如果存在一个自我这样的实体，一个我们现在正有点怀疑的概念，那么它的外在方面就是人格面具，即我们如何向世界展示自己。而人格面具的对立面就是我们的阴影。"（p. 71）亨德森在分析一个梦时，将自我怀疑等同于阴影方面的问题。

接下来介绍黛比的沙盘游戏过程，用意象来说明直面一些阴影的问题。

黛比来找我做沙盘游戏，是为死亡做准备。在我们第一次见面时，她描述了一些导致她被诊断为肺癌的事件，以及她的医生告诉她，她将在两年内离世。在告诉我这些情况时，她不带一丝情感。当我开始跟随她的沙盘游戏过程的时候，我意识到，除了应对"被宣判死刑"之外，或者更恰当的是作为应对的一部分，她有几个问题需要面对和处理：她对于宗教的矛盾心理、在处理恐惧和愤怒方面的困难、对姐姐的消极投射、关于父母的消极意象、作为女性的自卑感，以及关于依恋和分离的冲突。我认为，黛比的十四个沙盘显示出她直面并最终解决了其中的一些持续多年的问题。以下的观察只是对黛比的沙盘游戏过程的小部分分析，全面的分析详见布莱德温和麦克寇德的著作（Bradway & McCoard，1997，pp. 201 - 212）。

黛比没有一个安全的宗教信仰来帮助她准备死亡。她形容自己是不可知论者。然而，在她的初始沙盘里，她放了一个圣母玛利亚。当她把圣母玛利亚作为最后一个沙具放进沙盘时，她向我解释说，她不想把它放进去，因为她怀疑所有的基督教的象征，但是她的内在有什么东西让她把它放进去。

在她做初始沙盘时，在她把圣母玛利亚放入之前，她似乎在否认对她被判死刑的所有恐惧和愤怒。她使用的沙具都是与不朽、自发地重生或治愈相关的。到做第三个沙盘时——这个沙盘是在做了一个温和、舒适的沙盘之后所做的——她能够充分体验她的恐惧和愤怒了。她开始做沙盘时，放入了一个恶魔的沙具，它常常被视为死亡的表征，她称它是"极为可怕的"。她在它身下放了一只黑蝙蝠，又放入了五尊达摩祖师——缺胳膊少腿的被截断的人体沙具——她称它们是"噩梦般的"。这些沙具可能反映了黛比对身体恶化的恐惧，对于癌症患者而言，这种恐惧与对死亡的恐惧一样可怕。黛比把另外一些令人害怕的沙具放在沙盘里：一张奸笑的脸、令人毛骨悚然的头颅和凶狠的鳄鱼。在一些老鼠的附近，她添加了一个女巫的沙具，这是一个消极的母亲意象，可能与她个人的母亲和/或我有关。我坐在沙盘的一角，最靠近女巫的地方。几乎在最后，她放入了五名凶悍的士兵，可能代表了她的愤怒。在沙盘中，她可以在共同移情提供的安全空间里把她的恐惧和愤怒具体地表现出来。她在这一系列的沙盘游戏当中，从来没有在任何时刻直接谈论过这些情绪。在沙盘游戏过程中表达和体验它们就已足够。

在第四个沙盘里，黛比放了两个摔跤手，并谈到了过去曾经和姐姐打架的事情。她不记得她们因为什么而争斗，她只记得她们总是在打架。我发现姐妹们，特别是当她们是对方唯一的同胞时，经常提供阴影的投射。在我自己与姐姐的关系中充分认识到这一点之后，我更能够在我的来访者中注意到这一点。对于黛比而言，摔跤手的沙具可能已经为进一步的面对与和解做好了准备。在沙盘游戏过程即将到达终点的一个沙盘中，随着其他恐惧的意象的再现，摔跤手的沙具又重新出现在沙盘里。我回想起冯·弗朗兹（von Franz）把一个即将死去的病人梦境中的摔跤手的意象解释为与死亡的搏斗。黛比早期与她个人的阴影之间的斗争现在可能已经延伸到更大的与死亡的斗争（一个

沙盘游戏三部曲：意象、关系与神秘

原型的阴影?）。

在接下来的一个沙盘中，黛比把她的愤怒以一个活火山的形式具象化，它正在爆炸，喷出火焰；然后她以香炉的形式予以反击，香炉把火安全地容纳在内。我认为这是一个直面之后再和解的例子。

其他的阴影问题以类似的方式得到了处理和解决。有几个连续的沙盘显示，在意识/无意识的水平，她对于男女两性之间的区别和对男性特质的妒忌进行了工作。最后，她做了一个沙盘场景，描绘她解决了长期以来的比男性差的自卑感。这是她后期所做的沙盘中的一个，她在沙盘的中心造了一大片水域，有一个小岛从水中冒出来。太阳照射在小岛上，那里有两个婴儿，一个用蓝色布料包裹着，另一个用粉红色布料包裹着，一个是男孩，一个是女孩。就好像太阳，表征意识，已经从无意识的水域中涌现出来，随着意识的提升，黛比逐渐体验到男性和女性的平等。

黛比关于依恋/分离的冲突是通过共同移情以及在她的沙盘中得到处理的。有一次，当我即将去度假的时候，她在面谈一开始就说，她想暂停工作一段时间，这显然是让她在我离开她之前就离开了我，这样就否认了依恋。她声称她不记得我即将去度假。在做这个沙盘时，她在沙子中做出了可识别的乳房，尽管她说出来的希望是不要让它们看起来像乳房。乳房可以反映出依赖和依恋（本书"母亲三部曲"中对此有更详细的描述）。

黛比对与她的父母的消极关系的处理，也在沙盘中呈现了出来。最后，她做了一个沙盘，其中母亲和父亲的沙具都出现了，而且是保护着孩子的。她回忆起当她进行肾脏手术时，她的母亲悉心照顾她，她还说："当你生病的时候，你需要母亲。"

黛比的最后一个沙盘，是在她去世前不久做的。黛比把她在初始沙盘中不太情愿用的同一个圣母玛利亚放在沙盘里，但这一次她非常郑重地把它放在一轮新月之上，新月平躺在地面上。她还把她常用的串珠蛇放进了沙盘，她把串珠蛇认同为她的"亲密之存在"，但是在这个沙盘里，她把蛇以逆时针方向盘绕，而她在之前的沙盘中总是按顺时针方向盘绕这条蛇。顺时针方向传统上被认为是朝着意识的方向行进，而逆时针方向被认为是朝着无意识的方向行进。我觉得黛比感觉到或体验到，在死亡的这一刻，有一种倒置，已知和未知的倒置。在死亡之时，已知之事物，即自我的同一性或"我"，成为未知之事物，个人的自我——蛇，朝着无意识下沉，消失在无意识当中；而他者，即在上之物或未知之事物，在死亡之时，变成了已知之事物。

这个沙盘是黛比最后一次到我的工作室里完成的。在她去世前，我到她家里看过她几次。黛比在家中离世。她的儿子描述她的离世是"安详的，直到最后一刻才需要少许止痛药"。

第二十四章　露西娅·钱伯斯论阴影

> 我有一个小小的阴影，他跟随我进进出出，
>
> 他有何用处，是我的肉眼凡胎难以明了的。
>
> （罗伯特·路易斯·史蒂文森，《我的阴影》）

与他者一起生活，不管是动物还是人类物种，都需要建立一套标准和规则，这种结构提供了一种安全感，避免受到威胁所有成员生存的力量的威胁。这些力量中有一些是一种客观的现实，例如生命本身就有偶发事件，而大自然则有着其无法控制的可怕力量。其他的力量则具有主观性。不管是个人层面还是集体层面，有时会做出一种判断：一个特定的人、一群人、一种行为或另一套标准，是对先前存在的结构的威胁。这些被视为"他者"的威胁力量，往往被视为是邪恶的。当人们一致同意，认为某个特定的群体或意识形态是邪恶的时候，群体中就可以产生凝聚力。在这些群体心理的情形下，就会演化出共同的敌人这一未分化的体验。在人们抱团在一起时，我们相信我们远离了"他们"，我们是安全的。但是，这是极为危险的！当这个群体抱团在一起时，它就会加固障碍，以抵御威胁。它可能开始尝试消除邪恶或"他者"。一起行动时，集体开始极具破坏性。当相信自己是"好"的时，它已经设想在"他者"那里的能量被判断为是"坏"的。佩克说："奇怪的是，邪恶的人往往是极具破坏性的，因为他们试图摧毁邪恶。问题在于他们把邪恶放在了错误的位置。他们不应去摧毁他人，而应在他们自己的内在摧毁疾病。"（Peck, 1983, p.74）

荣格澄清道："我们必须谨防把善与恶作为绝对的对立面。"

（Abrams ＆ Zeig，1991，p.74）他说：

> 首先，个人需要自性的知识，也就是对自己的完整性的最大可能的了解。他必须毫不留情地知道他能做多少善事，以及他有能力犯下什么罪行。而且要觉察到，没有把其中的一个视为真实，另一个视为幻觉。这两者都是他本性中的元素。

（Abrams ＆ Zeig，1991，p.172）

自性，从定义来说，是我们独特的整体。但是我们自己的某些部分威胁到了我们同一性的发展，而同一性是由我们童年时代的经历所塑造的。我们对于什么是善的理解，通过赞美、愉悦和气质而内化；对于恶的理解，则通过惩罚、羞愧和内疚感而内化。我们有归属于某个群体，并在那里寻求安全感的需要。当我们在我们的内在发现那些善和恶的面向时，我们会做出类似的评判。我们否认它们，拒绝它们，把它们推到我们的无意识的黑暗当中。有时，在徒劳无功地努力不承认它们的时候，我们会把它们投射到别人身上。

受到巨大的防御能量的驱使，我们会无休止地谈论并反复强调其他人、机构或意识形态的令人震惊的本质。我们可能会被迫以一些破坏性的方式表现出我们的恐惧。黑塞在他的伟大著作《德米安》中说，如果你讨厌一个人，你讨厌的是他身上你自己的一部分。如果不是我们自己的一部分，就不会干扰到我们（Hesse，1976）。这种现象的一个有趣的方面是，我们被拒绝的部分，可能是我们的人格更积极的方面。向"他者"投射的可能是智慧、温柔、美丽或灵性。我们正在把我们的自性的一部分分离出去，拒绝它，把它放逐到未知之处。

20世纪40年代的一个广播节目在开始每一集时，都以冷酷的话语来开场："人们心中暗藏着什么样的邪恶？阴影知道！"我们的阴影确实"知道"。它拥有我们所有未曾实现的潜能。自性化或自我实现的道路，是收回我们那些被自我压抑为不可接受的、不符合自我理想的部分，并再次加以利用的艰难而痛苦的道路。荣格说，确信不疑的是，阴影是90％的纯金（Abrams ＆ Zeig，1991）。这里的悖论是，自我变成了错误的，阴影变成了正确的，能够带来治愈。这可能是对罗伯特·路易斯·史蒂文森的诗《我的阴影》（Stevenson，1944）的回应。挖掘金子于是变成了一场斗争，一场我们体验为苦难的斗争。我们可能会有身体的病痛，从轻微的头痛到身体的疼痛，再到威胁生命本身的疾病。或者我们可能有心理"疾病"，从烦躁和情绪爆发到不断恶化的抑郁症。这些症状告诉我们，如果我们愿意倾听，那么自性就会尝试着引导我们的意识去觉察人格中被拒绝的方面。尽管自我在阻抗，但这些被忽视的方面必须被接受，以便建立一个新的秩序，一种转化的同一性。在沙盘游戏中，这种斗争被认为是治愈过程的必要部分，并在没有被卷入评判性的阴影能量的情况下进行。

苦难被认可为包含了一种"神性元素"（Corbett，1996，p. 51）。它是与宗教相关的。"宗教"（religion）这个词是由"重新"（re，意思是再一次）和"绷带"（ligature，意思是纽带或桥梁）组成的。沙盘游戏治疗师欢迎心灵的宗教方面，他们知道，最黑暗的时刻总是出现在黎明——新的光明到来之前。自性在那里把被我们亵渎的灵魂的部分再次汇聚在一起。在这一刻，沙盘游戏治疗师可以为减少世界的道德黑暗做出微不足道的贡献。

> 黑暗之事物，我
> 承认是我的。

（威廉·莎士比亚，《暴风雨》，第五幕，第一场）

第七部分

混　沌

第二十五章　混沌三部曲

露西娅：如何谈论混沌？我必须直接回到荣格的理论，以帮助我解决这个问题。他对我而言就像是给我的礼物！我首先想到的就是对立面，因此有黑暗与光明。那么，如果我在谈论黑暗，就一定会有光明。必须有。如果我在谈论混沌，那就一定会有秩序。所以这是非常积极的，你们不觉得吗？它不会吓到你，就像**混沌**！好的，光明在哪里？

玛丽亚：呃，我认为黑暗是缺少光明，为了拥有黑暗，你必须拥有光明。

凯：为了拥有光明，你必须拥有黑暗。

露西娅：但这是必要的，不是吗？

玛丽亚：对。确实如此。我想到了《圣经》的开篇部分，那里有黑暗，然后有光明。所以它是创造。

露西娅：在佛教理论中，也是先有混沌。从混沌之中出现了——

玛丽亚：出现了秩序。

凯：呃，你看不到星星，直到天黑下来。当我第一次意识到这一点时，我非常兴奋。没有夜晚，就没有星星。没有黑暗，就没有光明。

露西娅：没错。天必须变黑。而星星自己就是一种光，不是吗？

凯：光明和黑暗互相补充。这就是对立的理论。如果你朝着一个方向走得太远，你会——

露西娅：向对立面转化（enantiodromia）。我喜欢这个词。

凯：非常棒！于是——你获得了他者。如果你一直只有光明，那就不可能有另一面。

露西娅：这是不可能的，是吗？

凯：是的。或者一直在黑暗中。当你非常抑郁的时候，你知道会有光明在那里。

露西娅：好的。凯，但是当你感到非常高兴，感觉很轻松的时候呢？那么接下来呢？我想到了星星。在这个城市里，光线如此充足，你是看不到星星的。

凯：对的。

露西娅：所以你必须去寻找黑暗。你必须去一个黑暗无比的地方，才能看到这些星星。

凯：那就是事情的全部。

露西娅：我在想，这是不是一个隐喻。你必须走入黑暗当中，你进入黑暗越深，光线就会越明亮——当你找到它的时候。

玛丽亚：荣格谈到了自然之光（*lumen naturae*）的信条，它指出：大自然中包含一种光辉。在无意识的深度和黑暗之处，是光明的火花，而在黑暗当中，是灵魂的火花。鱼之眼，微光闪烁（*scintillae*），被描绘成星星、大地、水域或大自然中的眼睛。这是黑暗中的光明。

露西娅：鱼之眼！他为什么称它为鱼之眼？

玛丽亚：自然之光是大自然之中的光，而这一自然之光被描绘为眼睛。荣格的观点来自不同的炼金术文本。许多参考文献都是指向眼睛的，其中的一个文本提到了鱼的双眼（*oculi piscium*）。在无意识的黑暗中游来游去，鱼的眼睛里充满了意识的光芒。太阳是意识之光，自然之光是无意识中大自然的光芒。

露西娅：如果我们考虑自性化的过程，那么我们将在哪里放置黑暗和混沌？我们一直在沙子里看到混沌。它经常出现在受过虐待的儿童的沙盘里。

凯：呃，如果做了很多次沙盘，而沙盘中没有出现混沌，我会感到疑惑。我真的会觉得奇怪。

玛丽亚：当所有沙盘都整齐、漂亮的时候。

凯：是啊。

露西娅：你在说什么？

凯：我觉得，为了成长，为了自性化，或者如果有人因为痛苦而来，而沙盘中没有出现混沌，那我会觉得奇怪。

玛丽亚：关于愿意进入黑暗，这里应当有些什么。

凯：需要进入黑暗。

玛丽亚：但是如果一个人在沙盘游戏当中只是雄心勃勃，且以目标为导向，那么就没有必要进入黑暗了。

露西娅：我**从来都不**想进入黑暗！我不在乎我是否获得了启迪。

凯：你可管不住你自己。一个人因为痛苦而来接受治疗。心灵知道这一点。心灵知道你在为此付出高昂的代价，而心灵会朝着那条道路前行。它会让你陷入混沌。

露西娅：因此你不得不有需要。

玛丽亚：为了什么？

凯：为了发展。以熬过痛苦。

玛丽亚：当我开始接受荣格学派的心理分析的时候，我想要的是一种荣格所说的无论如何我都无法到达之处。一旦我进入分析，我就直接掉到了痛苦当中。它就像："哦，我的天啊，如果我早知道会这样，我就永远不会走上这条道路。"

凯：我为何会陷入这一境地？

露西娅：我正想到温瑞卜用图表来描述沙盘游戏的过程。我们离开了意识的水平，下沉下去。起初，这并不糟糕。动物进来了，在那里还有植物和岩石。那也不糟糕。然后，如果你继续下去，你会下沉到一个地方，在那里，所有到目前为止已经存在的元素都会重新安排，那意味着放手。而你不能放手，因为你知道还有其他的东西会到来。然后你不得不放手，进入虚无。你放手之后进入混沌。自我处在混沌之中。然后这一时刻到来了——荣格称之为"灵魂的暗夜"——在那里一片虚无。旧有之物已不复存在，而新的事物还未到来。

玛丽亚：我认为那就是与治疗师之间的关系可以产生作用的地方。因为治疗师已经经历过这一过程，他们明白新的事物有可能会涌现。

凯：你必须信任这种关系，相信它会抱持你，直到你可以放手。就像在游泳时，你扯着一根救命绳，然后你可以放开绳子了。它会走向何方？你到达了大海。你必须相信有人在那里。

露西娅：如果你进入了它，你不会相信它会好起来的。

凯：或者它不会起作用。我已经领教过了。

三人一起：［笑］

露西娅：所以沙盘游戏治疗师抱持了黑暗。

凯：抱持了黑暗——**和光明**。

玛丽亚：或者抱持了一种可能性，即从黑暗和混沌当中将会出现新的事物。

露西娅：是的。

玛丽亚：这是一件棘手的事情，因为我的感觉是抱着希望，但同时与沙盘游戏者一起待在黑暗当中。

露西娅：治疗师也不能逃跑。

玛丽亚：治疗师也不能太过于抱着希望。

露西娅：对，你必须待在那儿，待在黑暗的边缘。

凯：是的，但心灵知道。

玛丽亚：它知道。但有时当我抱着希望时，我不确定沙盘游戏者能做到这一点。我有时与有自杀念头的人一起工作。他们可能会问："你对我抱有希望吗？"我说："是的。"但有时候会有那么多的绝望，我想知道他们是否能走出来。尽管我从经验中知道有的人可以走出来。因此，这是一个很奇怪的地方，一方面抱着希望，但同时知道有些人没有做到这一点。

露西娅：当然我们希望他们会感觉更好，获得启迪，一切一切。但更重要的是，我们抱着这一信念，即所发生的事情就是对的。荣格发现在精神病当中，在精神病性的幻觉当中的，是真相，以隐蔽的形式存在的真相。

玛丽亚：对的。

露西娅：所以也许甚至精神病也是对的。

凯：哦，是的，精神病并不总是需要避免的。

玛丽亚：精神病与自杀意念一样，并不是必须避免的。

露西娅：那么什么是对的事情？你的希望是什么？

玛丽亚：它就像一丝微光，让那一丝微光活着，那里就有了光亮——它的原本所是……它的原本所去。

露西娅：它将要采取的形式。

凯：嗯，我希望有改变。但是，当一个人一遍又一遍地重复同一个沙盘的时候，你的心中就很难坚信他会改变。

露西娅：因此，希望有所改变。

凯：这是知识。这是信念。并不是我认为会改变；我知道它。我**知道**会有变化。

露西娅：那么，它正在等待改变。当我们坐在黑暗中，看着那些可怕的沙盘，而来访者正在痛苦当中的时候，我们在做什么？

凯：看着沙盘会给我体验，所以我可以真正地坚持信念、希望或任何其他事物。

玛丽亚：没错。于是你可以坚持一些东西。在心灵中有一些东西在流动。在沙盘游戏中，你看着沙盘，完全是混沌的，例如，只有一些茶杯是直立的，其他东西都倒下来了。但是，在一个角落中，你会看到充满希望的事物。

凯：而且我们知道它们正在应对它——这个沙盘正在应对。

露西娅：沙盘在应对？

凯：那些意象是来访者应对他们在那一刻的感受的方式。

露西娅：没错！你说到了要点上。

凯：如果这样——如果应对继续下去，那就是我们所能做的。我永远记得亨德森提出的"信任这一过程"。这帮了我许多次。当然，关键是我们要有足够多的培训和经验，以便知道什么时候必须保护沙盘游戏者不去伤害自己或他人。

玛丽亚：但即使是在混沌中，你也会看到一些东西。

凯：你会看到什么？

玛丽亚：就像你所说的，看到黑暗中的道路。有时候，你会看到道路之类的东西。

凯：但是，即使没有道路。假设没有道路？

露西娅：不是总有路可走吗？

凯：呃，我不需要看到有什么东西。

玛丽亚：你不需要看到。

凯：不需要。

玛丽亚：在那一刻，你不需要看到。你是对的。

凯：不需要。

露西娅：你只知道有一些事情在发生。

玛丽亚：你是对的。你是对的。

凯：事实上，如果我确实看到了什么，那是一种虚假的——

露西娅：那不是重点？

凯：没错。这不是重点。这只是混沌。只是在那里。正如我所说的，这是他们应对的方式。我不必看到任何事情发生。

露西娅：所以，你对于在沙盘中所发生的过程有绝对的信心。

凯：在那一刻。最难忍受的是没有变化的时候。因此有时候是没有混沌的。但如果没有混沌，我也会接受。你不能做任何事情，只能接受它。

露西娅：是的，你可以。他们总是在吃药。

三人一起：〔笑〕

凯：真的。

露西娅：我正在思考心理健康专业如何通过使用药物来避免黑暗和混沌。

凯：确实如此。确实如此。

露西娅：全面地用药来处理混沌的体验。这会导致发生什么？像哥伦拜恩校园枪击案这样的事件会发生。不知何故，黑暗将会提出要求，希望得到承认。如果我们不承认它，认识它，并且待在那儿——相信会有改变——那么它就会像任何被压抑的事物一样，变得越来越大，并在另一个地方找到出口。

凯：它会爆炸。

露西娅：我确实相信哥伦拜恩校园枪击事件和"9·11"事件是

我们目前处理问题的方式导致的，我们没有把黑暗和混沌视为创造开始之前的必经之地，并对其予以尊重。

玛丽亚：就是这个意象——灰烬，到处是黑色的灰烬，人们呼吸着它——在那灰烬里有人们的尸体。我们想要净化的一切都没有被净化。它必须被面对——

露西娅：你必须承认它在那里。

玛丽亚：的确如此。

露西娅：并且愿意和它保持联系。接受它在那里，而不是把它推到地毯下。

凯：而且，正如你所说的，我们通过吃药来让它消失。每个人都希望它很好。

露西娅：是的。一切都必须好起来。

凯：净化。

露西娅：当它变得越好，黑色就会越黑暗，混沌就会变得更混沌。

玛丽亚：有一幅炼金术的图画，里面是一只狗和一头狼在打架。这个意象有着巨大的混沌的能量。

露西娅：绝对如此。

玛丽亚：阴和阳，光明中有黑暗，黑暗中有光明。全部都在那里了。

露西娅：是的。生命**必须**既包含黑暗，也包含光明。

玛丽亚：如果它是整体，那么它包含了一切。

凯：自性是完整的，但它那包含两种对立面的方式，对于人类的自我来说，是很难做到的。

玛丽亚：因为，在任何一种沙盘游戏过程中，我们都为黑暗与光明、混沌与秩序的对立，提供了一个自由而受保护的空间。

露西娅：我想知道我们美丽的逻辑思维是否在起作用。从文化上来讲，黑暗是不好的，所以需要避免。

凯：好的。所以？

露西娅：在"太初之时"，黑暗是——

凯：它。

露西娅：对的。所以，再一次，在沙中，我们走出了想要组织和优先考虑事物的大脑思维。我们回到了**一切事物**所在之处，在那里，在创造过程当中，黑暗与光明同等重要。我认为这是真正需要认真对待的事物。我们失去了对黑暗的重视。

玛丽亚：在沙盘游戏中，我们提供了一个空间，在这个空间里，黑暗和混沌是受重视的。在这一过程当中，黑暗和混沌具有巨大的价值。

露西娅：在这里需要着重指出的是，沙盘游戏治疗师必须有过身处黑暗的体验。我们必须**知道**，迷失在混沌中，一切都糟糕透顶的时候，会是什么样子。然后，我们必须从中走出来。这样，我们才能够认识到丑陋的、阴暗的沙盘的价值。我们必须**知道**，黑暗是即将到来的新事物的重要组成部分。这几乎就像是一种敬畏。

凯：尊重。

露西娅：尊重黑暗。

沙盘游戏三部曲：意象、关系与神秘

第二十六章 玛丽亚·埃伦·基亚亚 论混沌

　　人的内在生活是"秘密之地"……是自然之光的闪烁……在黑暗中辛勤劳作的人们必须努力完成一幅杰作,使"鱼之眼"在大海的深处闪耀,或去捕捉那"神圣庄严所折射的光芒",尽管这会产生光明,而光明是黑暗,像往常一样,难以明了的……因为黑暗,有着自己独特的智力和自己的逻辑,应该予以认真对待。只有"黑暗所不能理解的光明"才能照亮黑暗。黑暗所思考、所掌握和所理解的一切,本身都是黑暗的;因此只有那些对它而言意想不到的、讨厌的和不可理解的事物才能照亮它。积极想象的心理治疗方法提供了这方面非常好的例子。

(Jung,1963,pars.344 - 345)

　　在沙盘游戏当中,沙盘游戏者的想象力在创造沙盘时得以展开。我们作为沙盘游戏治疗师,把混沌和黑暗视为意想不到的、讨厌的和不可理解的事物,并予以重视,而从黑暗与混沌之中,"鱼之眼"可以闪耀,开始照亮道路。荣格告诉我们,我们不知道、不理解或讨厌的事物,都有着照亮道路的可能性。在沙盘中表达我们不知道、不理解或讨厌的事物,就像"鱼之眼"在闪耀,或大自然中的光芒在闪烁——自然之光。这里就是我们找到希望和意义的地方。在创造沙盘之时,无意识意象的表达和体验得以涌现,从而包含并创造了照明的可能性。不是以理智或理性之光,而是以"与黑暗等同的程度和种类,但却与'启蒙'正好相反的光照"(Jung,1963,par.343)。

　　启蒙,正如荣格在这里使用的,意味着理性之光芒。可以与黑暗等同的光照，必定是从苦难、痛苦或难以解决的两难境地或冲突中迸发而来的，那时，无意识的潜在自主性变得活跃起来。于是，沙盘游戏变成了一种需要。沙盘游戏治疗师提供了容器和自由而受保护的空间，这样沙盘游戏者可以放手，让无意识来领路。沙盘可以是可怕的、难以承受的、令人恐惧的；所有这一切都被治疗师接纳并抱持着，而治疗师知道，在黑暗和混沌中正在体验着某种新的事物，而在体验黑暗和混沌时新的事物也正在涌现。

在这段时间，描绘肢解的沙盘会出现。必须肢解，才能被牢记；必须解构，才能重新建构。克劳利塔罗牌（Crowley Tarot Deck）中的塔牌是这一原型的典型例子：一座建筑物着火了，正在瓦解当中；抱着橄榄枝的和平鸽从火焰中飞出来。当混沌和黑暗把我们消耗殆尽时，接踵而来的是我们所知的世界的坍塌，这一旧有的世界必须被摧毁——无论是被滔滔洪水还是被熊熊火焰——这样从未知当中才能产生新的可能性，或体验混沌和黑暗的新方式。荣格指出："肢解的母题……在炼金术中是众所周知的。原子是或变成了在腐臭大地（*terra foetida*）中闪耀的'白色火花'。它们也被称为'鱼之眼'。"（Jung，1963，par. 64）这一体验与炼金术中黑化（*nigredo*）的阶段，即黑暗或混沌的阶段是一致的。于是我们再次看到在黑暗中有光明或光照——无意识中可能涌现的未知之事物的意义。

暴躁和愤怒是混沌和黑暗领域的一部分。暴躁和愤怒都是破坏性的力量，试图撕毁、分裂、杀死和肢解。这是印度教创造和毁灭女神迦梨的境界。她炽烈如火，站在尸体上饮血，有时在迦梨女神的意象中，我们所看到的只有她的眼睛——黑暗中意识的象征。从炽烈如火的暴躁与愤怒中，有亮光在照耀。

劳拉（Laura）是一位和我一起工作了多年的女性，她陷入了仇恨、愤怒和破坏性的暴躁之中。下面的警句来自炼金术文本《亚特兰大之逃离》（*Atalanta Fugiens*）。

> 这头狼来自日出之地，但是从那里，
> 来了一条狂野而愤怒的狗。

现在，一个咬着另一个，在狂怒中撕咬，

它们张着血盆大口，龇牙怒吼。

这些是两块一模一样的石头，免费给予了你，

在一切事物、一切时刻里；好好把它们把握。

（Maeir，1989）

这是劳拉和我一起进入的领域。

劳拉遭受了极度残酷的虐待。正如这类遭受虐待的个案经常出现的情况一样，虐待和暴躁也进入了我们的关系和沙盘游戏当中。在这个混沌的沙盘里（图 26.1），暴躁和愤怒是通过下面这些沙具来体验的：沙盘中心的火山、巨鲨、蛇群、迦梨女神、极具攻击性的恐龙、恶魔和怪物。这些沙具是被扔到沙盘里的，其中一些沙具在威胁另外一些沙具。

许多个月以来，破坏性的愤怒一直都在，试图摧毁我们曾经一起创造的唯一安全的地方。她威胁说要放弃治疗，会大吼大叫，摔破东西。我努力工作，试图包容自己的破坏性冲动，以及对报复的渴望，这是合理的共同移情的反应。一直以来，我都允许自己面对这种能量，并和劳拉一起容纳它。当她能够在沙子中工作时，她创造了许多混沌而黑暗的沙盘，让沙盘被毁坏，被拆散。这些沙盘有着极为重要的价值，因为劳拉的愤怒已经保护了她，帮助她活下来，使她内在的灵性生机益然并且安全。考虑到她的经历，她的愤怒是恰当的，在这些沙盘中，她在与原始的毁灭能量产生联结，并让它们在她身上流动。

这一切都开始在劳拉身上起作用，"鱼之眼"的光芒变得越来越灿烂，自然之光开始闪耀，劳拉变得充满活力，并与在她身上流动的能量保持联结。她需要和我一起在沙盘游戏中体验那个受虐和施虐的自体以及内在的混沌。而混沌导致了解构，使得转化和新的事物得以涌现。

大约六个月后，她做了一个沙盘。在这个沙盘里，她敬畏巨鲨和迦梨女神的暴躁和愤怒，然而我们也感受到从观音——中国的慈悲之

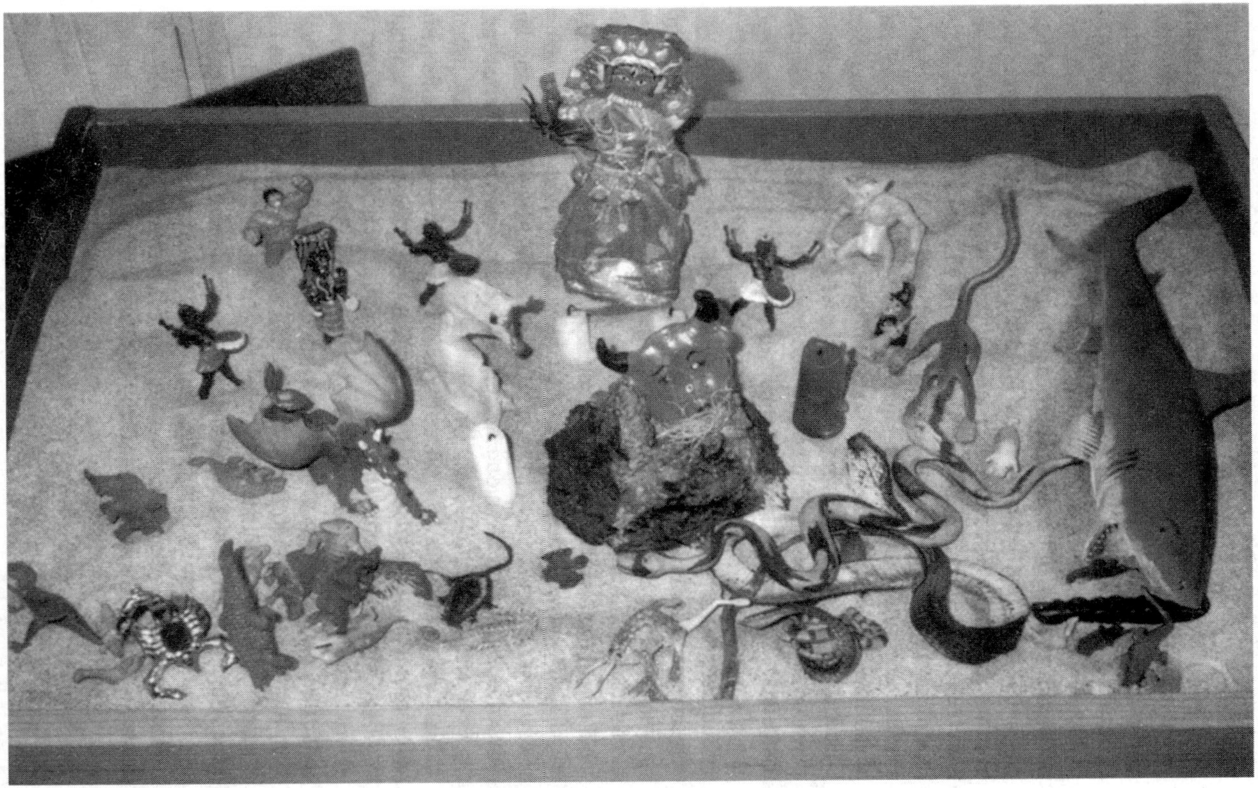

图 26.1 劳拉的沙盘

神和圣母与圣子的沙具中涌现的治愈和关爱。我们看到了黑暗中由蜡烛带来的意识之光，照亮了她为了整合而艰难前行的道路。

　　荣格学派心理分析师唐纳德·卡尔沙伊德（Donald Kalsched，1996）曾谈及这些黑暗和混沌的原型力量，认为它们是恶魔，既保护又迫害那些经历过创伤的人。他指出，这些力量在治疗师和来访者之间的关系当中，并且通过他们之间的关系，必须被面对，并予以教化，从而被赋予人性，而这样的关系，在来访者与其照顾者的早期关系当中，是缺失的。确定无疑的是，必须给这些力量赋予人性并加以教化，这样来访者不至于认同这些力量，并变得消极地膨胀起来。然而，这些是黑暗和混沌的原型力量，它们不属于我们，而是存在于宇宙之中。我们必须要做的是不与它们相认同。必须在沙盘中，在梦境中，在与治疗师的关系中来体验它们；但是必须允许它们在我们身上流动。如果它们按照自己的状态而存在，它们就不能被教化并被赋予人性。

　　这些力量拥有一种意识，必须通过在梦境和沙盘上被体验到的无意识之光芒来照亮。如果我们创造一个空间，让它们被表达和体验，混沌和黑暗就会有光明，有意义，有着暗黝黝的光芒，并终将闪耀。

第二十七章　凯·布莱德温论混沌

沙盘游戏为混沌和黑暗的体验提供了无言的表达和分享，而混沌和黑暗似乎无法充分用言语来描述。对于这些体验的分享，是处在深度治疗中的人们在某个时刻或另一个时刻将会遇到的阶段——**必定**会遇到。一方面，作为一个预备的步骤，沙盘游戏者可能需要创造一个包含光明、希望，甚至是自性的象征的沙盘，这样才能面对混沌或黑暗。我也在言语分析中发现了这一点，但是当我采用沙盘游戏的时候，这一点更为明显。另一方面，有时候在一个沙盘中出现混沌或黑暗之后，沙盘游戏者需要快速创建另一个沙盘，以把他们带回到拥有光明的地方。如果不能为自己提供这一回归的能力、知识和经验，他们也许不能在面谈结束后安全地离开。

混沌或黑暗可能以许多不同的方式表现出来，但都会指向相同的深度情感：绝望、被毁灭、结束。对于某些人来说，表现的方式可能是战斗和毁灭；有一些人则是全部选用黑色的沙具；还有一些人则是选用大量的沙具——有时似乎来访者倾向于把所有的沙具都从你的架子上拿下来，全部放进或扔进沙盘里。有些时候，表现方式是倒入大量的水，如果以前没有这样做过的话。治疗师通过他们自己对沙盘中发生的一切而产生的绝望感来认识黑暗。这个时候，沙盘中经常会有一种神秘感，就像当所谓的"自性沙盘"出现时一样。自性的沙盘是完整性的体验。混沌/黑暗的沙盘可能是空虚的体验，即使里面摆满了沙具。对每一个沙盘游戏者而言，都是不同的。没有标准化的描述或公式。我想给出我观察到的三个例子。

一个年轻的女子知道自己只有五次面谈的时间来做沙盘，她在做第三个沙盘的时候让自己掉入了混沌/黑暗的水平。其中一个核心的关注点是两个巨大的雄性大猩猩之间的战斗。她说它们代表了她的愤怒。她还把一个死神的沙具放了进来。在放入这些沙具之前及之后，她都放入了更能带来希望的沙具，但是很显然有一种到达黑暗区域的氛围。接下来的沙盘是从混沌/黑暗的水平上升了。到最后一个沙盘时，她可以达到与精神层面产生联结这一目标了，这是通过与她的孩子产生联结而达成的，而她之前一直觉得跟孩子相处非常困难。我感觉这里有一个对于学习炼金术的学生而言非常熟悉的信息：宝藏位于黑化之处。

另一个例子是一名妇女在被诊断为肺癌之后来寻求治疗，医生告诉她，她只有两年的生命了。在预约治疗时间时，她用平淡的语气告诉我这一点，不带任何情绪。在我们"相识"的初始面谈中，她也是一种就事论事的态度，还是不带任何情绪。这可是一个刚刚知道自己只剩两年生命的女人。我感到有点不寒而栗。她的第一个沙盘同样没有反映出任何我原以为她在某种层面上必定会有的感受。第二个沙盘继续了第一个沙盘中的一些主题，但仍然没有黑暗，没有混沌。在她完成这个沙盘之后，我问她是否愿意在这次面谈当中再做一个沙盘。在那个时刻，似乎我给她提这样的建议是很有必要的。这时感受出来了：恐惧，愤怒，暴躁。我认为若不是已经完成了上一个沙盘，一个"好的"沙盘，她是做不出这样的沙盘的。这是一个富有意义的过程的开始，在这一过程当中，她处理了她的愤怒感受，包括对她父亲和她的前夫的愤怒。她害怕产生新的依恋，当然也包括对我产生依恋。

一位被诊断为阅读障碍的九岁女孩被转介过来，她很高兴地来做沙盘。她不想说话，一直都不说话，直到我们一起工作很久之后才开始说话。我能明显地感觉到混沌的沙盘一直没有出现，直到做了一系列的沙盘之后。在做出这个混沌的沙盘之前，她会让我们用玩具大炮相互射击。然后，她从架子上拿了一大堆沙具做了一个场景。确切来说沙具并不是被漫不经心地放进去的，但它们呈现的是与以前的沙盘不同的场景。她接下来摆的是一个秩序井然的场景。然而，她之后又回到了摆"消极"的场景的状态，她描绘了一个母亲在对着她的女儿大吼大叫，并在沙盘底部摆了一座大炮，对准这位母亲。这个小女孩处理混沌的方法不像前面的两个案例一样明确。她几次触碰到了混沌，然后又回到秩序井然的状态。这个情况经常发生。通常不能在一次面谈中就全部完成，而是必须好几次进入混沌状态，又回到有秩序的状态。沙盘游戏治疗师因为拥有过去的经验，能够待在那里，被感动，有时甚至有些害怕，但是在内心深处知道，在这个特定的时间，对这个特定的人而言，这些都是必要的，否则就不会发生改变。

有必要记住，沙盘游戏治疗师虽然要让沙盘游戏者自由地在沙盘上做他们想做的事情，但是他们也有责任保护沙盘游戏者自己和他人免受身体上的伤害。治疗师必须知道什么时候他们应该寻求帮助或进行会诊。辅助沙盘游戏的言语治疗通常提供了一个地方，可以探索寻求帮助的可取之处。

沙盘游戏三部曲：意象、关系与神秘

第二十八章　露西娅·钱伯斯论混沌

创造既是建设，也是毁灭。

（Jung，1969b，par. 245）

这是混沌！这是一个感叹句，当我们无法用描述性的言辞或精确的隐喻来传达在某一特定的事件中所包含的能量时，我们会用到它。在这样的事件中，我们的所见所闻毫无秩序，我们的智力难以理解。这种智力层面的理解是指通过个体的意识的反思，事件或对象单一地或类聚地组织在一起的结果，它是与某个单一的或类聚的事件相联系的。于是我们就有了秩序和意义。我们力求在一切事物中找到意义：在原初的生活看似随意的事件当中。列维-斯特劳斯写道：

> 科学家确实会容忍不确定性和挫败感，因为他们必须这样做。他们不能容忍的一件事就是无序。理论科学的整体目标是把混沌减少到意识无法感知到的程度。

（转引自 Hillman，1972，p. 99）

西方世界极端的线性思维是害怕缺乏理解、缺乏秩序、缺乏意义所导致的。没有理解和秩序，就没有可能对我们的世界加以控制。我们深受一个愤怒的上帝毫无节制的激情所害，或是那随意的生命力量的偶然事件的牺牲品，而我们自己也成为一种偶然。

混沌在神话当中被刻画为不受控制的自然力量，如洪水、浓雾、大火、飓风、肆虐的海洋水域，或是那"深不可测的深渊"。这些相同的意象也被用来表征上帝或创造力量的存在。神站在燃烧的荆棘上朝摩西说话，诺亚的任务是在洪水已经净化了旧世界的时候创造更美好的人类。《绿野仙踪》中的桃乐茜被一股旋风带到了一个新的次元（Baum，1900/1956）。

在炼金术当中，混沌是原初物质，或是混乱一团（*massa confusa*），通过一个秘密的过程，可以转化成金子。混沌是无形的黑暗，在这种原始的状态中，所有的联结都被消解。毫无秩序。尽管如此，在这混乱一团当中，所有成分依然存在。这个原始的一团，等于是一个圆，等待炼金术士尝试从中提炼出金子，从而把圆变成方。这就是混沌的矛盾之处。它是无形的，却又携带着形状。它是死亡，却又负载着生命。它是毁灭，却又是建设。它是创伤，却又带来治愈。荣格引用了荷尔德林的话："危险本身培育了救援的力量。"（Jung，1933，p.220）

希尔曼告诉我们："拒绝了混沌……厄洛斯（eros）也可能会失去。"（Hillman，1972，p.99）厄洛斯是一种内在现象，它本身就是对灵魂表达的一种绝对认同，换句话说，厄洛斯即创造力。"混沌和创造力是分不开的。"（p.99）正如莲花出自淤泥表征了原始泥沼中光的出现，凤凰自火的灰烬中涅槃，同样，人类的心灵也必须承受毁灭的痛苦和恐惧，才能转化到更高层次的发展。

建设和破坏是不可分割的。每一个充满创意的行为当中都有死亡的身影。"创造灵魂需要毁灭灵魂。"（Hillman，1972，p.37）这是一个无休止的循环，它被编码在生生不息的宇宙的本质当中，以保证其演化。有一个理论的提出是关于特定行为的本质中这种非线性模式的。科学家称之为"混沌理论"。一部名为《侏罗纪公园》的科幻惊悚小说向大众展示了这一理论。书中，一位主角正试图向另一个人解释他对于他们所创造的精心控制的史前世界的理解。他说："线性是观察世界的一种人为的方式……生命实际上是一系列的相遇，其中一个事件可能改变随之而来的事件，并且是以完全不可预知甚至毁灭性的方式。这是关于我们的宇宙结构的一个深刻的事实。出于某种原因，我们坚持表现得似乎这个事实不是真实的。"（Crichton，1990，p.171）在这本书前面他解释说："在任何混沌和不可预测的复杂性系统中，我们都可以找到一个潜在的秩序。"（p.75）尽管在混沌中，似

沙盘游戏三部曲：意象、关系与神秘

乎无序是占主导地位的，但仍然有一个简单的潜在原则。在荣格学派理论的世界里，这个原则就是自性化的过程。这是一种充满活力的生命力量，受到自性实现自己的强大欲望的驱使。当个体或集体已经陷入重复的、荒谬可笑的模式当中时，自性可能会展示出无情的能量，推翻现状。其结果可能会被体验为混沌。痛苦和恐惧可能无比巨大。我们可能会拼命想要回去，重拾旧秩序已逝去的熟悉感。但是我们已无法回头。进化中已编码好的原则，将会把我们推向我们的自我实现。有一句古老的埃及谚语："不管愿意或不愿意，命运总是把我们带到我们的注定之处。"

在沙盘游戏室里，当沙盘里堆满了乱七八糟、姿态各异的沙具时，或者当一只手把摆好的沙画横扫过去，所有的沙具四处散落时，或者是当沙具被猛烈地推到沙子下面时，我们会有所退缩。治疗师和沙盘游戏者都身处混沌当中。作为治疗师，我们的职责是带着勇气和信念，一直在场，等待新秩序从混沌中涌现。

……混沌乃形状之母。

（Berry，1990，p. 90）

第八部分

神　秘

第二十九章　神秘三部曲

玛丽亚： 神秘似乎是沙盘游戏疗法中非常核心的部分——为神秘事物的出现创造空间。当我进行我自己的沙盘游戏过程时，这一体验的一个重要组成部分，似乎就是对我自己内在的神秘事物和我的沙盘游戏治疗师，保持开放与联结。沙盘游戏的整体体验就是一种神秘的体验，这似乎与沉默、与治疗师以及与沙中的意象产生联结有一定的关系。所有这一切都是自己心灵一种强有力的体验，这一体验与思考、谈论或了解心灵是不同的。它是对心灵的体验。

露西娅： 我喜欢你所说的——联结的体验。

玛丽亚： 与你自己的联结——内在和外在。

露西娅： 涵盖一切：生活、人类物种、生命的原型——所有方面。奇妙的是，有了这种联结，一切太平，即使是身处阴暗当中。就像一位母亲在孩子受伤后抚慰孩子一样，她说："会好起来的。没事。没关系。没关系。"对我来说就是这种感受。

玛丽亚： 这就是关于神秘事物的感受，或与神秘事物的联结。但是，神秘也是与意义有关的，最意味深长的意义。我的内在世界与我的外在世界联结在一起——带着意义和联结而共鸣。

凯： 我们总是希望发现我们是有意义的——对我们自己而言。但这是在智力层面上的意义。而神秘的体验是类似的东西，只是它不是在思维的层面上。

玛丽亚： 对的。

凯： 但是我们是有意义的。或者说这个世界是有意义的。我们谈论"神秘"这个词，但是当你达到那个层次的时候，就像你所说的，一切都太平了。

玛丽亚：在神秘的层次上，我们都是相互联结的。

凯：是的。我们都只是整个系统的一部分。我们不必证明自己。我们一如既往，一切太平。

玛丽亚：我们与其他一切事物都联结在一起，并且——

凯：真的是某种事物的一部分。

玛丽亚：它联结起来了。

露西娅：感觉就像超越了个人。有时候，对于有些来访者，我认为跟他们之间的言语沟通不太顺利。他们似乎没有很好地参与进来，但是当他们做沙盘的时候，会有一种深刻的联结。在个人之外——对于渺小的个体而言，事情很难处理——还有这种联结。当有人做沙盘时，我已经准备好迎接神秘事物的到来。

凯：你为它开放了一个空间。

露西娅：是的。是的。

玛丽亚：因此，你开放了一个空间，准备去遇见和被遇见——

露西娅：**超越**了我们之间正在发生的任何事情。

凯：从某种意义上说，不是**你**在这样做，而是你的心灵在这样做。不是你的自我在这样做。是你的心灵，你的无意识，你的自性。你不必**做**任何事情。你的系统正在这样做。

露西娅：对的。

玛丽亚：这就是为什么我们所有人都有沙盘游戏过程的体验是很重要的，因为只有体验过它，你才能了解它，让它发生，或者为它开放一个得以发生的空间。

凯：就是如此。

露西娅：我曾经有过——我相信你们也有——某种异乎寻常的体验。我的沙盘室是独立的，在谈话治疗室的后面有一个空间。当进入这个空间时，你就像跨越了一个门槛。在谈话治疗室里，有时会有一点失去联结的感受，一点不和谐，一种嘈杂刺耳的感觉。但是，当我们走进沙盘室时，这种嘈杂刺耳的感觉就消失了。

玛丽亚：在一个满是沙具的房间里，对你自己而言，会有某种神秘感受，那种把你和另一个人抱持在一个空间的感受。

露西娅：而且他们也知道这一点。在那里有……我想也许是在那个房间已经发生的意图和体验仍然在那里萦绕。它萦绕在我的心灵中，或者萦绕在房间里的空气中，或者萦绕在地毯里，它是什么呢？

玛丽亚：也许关于沙具的体验以及我们与这些沙具产生的关联在召唤我们。对我而言，与沙具之间有一种共鸣。

凯：你的意思是，因为这些沙具还在那里？

玛丽亚：因为沙具还在那里，而且它们是栩栩如生的，它们一次又一次地被使用。有时候我觉得这些沙具在召唤我们，正如我们会与沙具产生关联。似乎在这些沙具当中，以及与这些沙具之间，存在共鸣。

凯：确实会有这种感觉。这就是我喜欢在咨询室之外有独立的沙盘室的原因。但我从来没有那样想过。但是，我回想一下，你们两个说的都是对的。打开那扇门，走进我称之为我的非言语的房间，这个房间有其精髓——我们用"灵性"这个词来表述。这个房间本身就有一种神秘性。

露西娅：确实如此。

玛丽亚：对的。就是这样。对我们和沙盘游戏者而言，对于房间和沙具会有一种神秘的移情。

露西娅：这确实非常吸引人，因为我们谈论的是在沙盘室里的体验，就像当你走进一些欧洲的大教堂里的时候，它就在那里——神秘的体验！你并非一定得是信仰宗教的人才能感受得到。那里就有神秘之氛围。

凯：或者就像走进森林里一样。

露西娅：是的。

玛丽亚：这是因为在沙中游戏这一行为本身，这整体的过程，使得沙盘室里充满了这种体验。这些沙具并不只是一个个小小的雕像。这些沙具被一遍又一遍地使用，它们拥有自己的能量，充满了活力。

凯：你所说的是，甚至在某个新来的人做沙盘游戏之前，这些沙具对这个人而言，可能就拥有神秘性了，因为这些沙具已经被使用了很多次。

玛丽亚：确实！它们充满了我们都能感觉到的事物。而且它们在召唤我们。

露西娅：但是，玛丽亚，这是怎样发生的？

玛丽亚：那是个谜。那就是神秘性。

凯：沙具本身就充满了一些事物，因为它们已经被使用过很多次了。我们都有过这样的体验。

玛丽亚：在学校或机构与孩子一起工作的沙盘游戏治疗师告诉我，在一天之内，经常会有一个主题被创造出来。没有一个孩子能够看到他之前的孩子做了什么，但是在某一天会有一个马戏团的主题，第二天会有一个农场的主题，等等。就像那些沙具之间产生了共鸣一样。

凯：就像你的沙具架上有一个沙具已经很久没有被人使用过了，然后一天早上有人进来使用了这个沙具，而这一天接下来的时间里就有更多的人使用它了。

玛丽亚：就是这样，同样的事情。

露西娅：那是什么？

凯：我们所有人都体验过。

玛丽亚：那就是神秘性。心灵是充满活力的。

凯：对。它是真实的。

玛丽亚：心灵有它自己的生命，它召唤着我们，我们对此做出回应。

露西娅：所以心灵拥有自己的能量——一直在场。它是有生命的事物。

凯：它是真实。

玛丽亚：是的——心灵的真实性。

凯：类似的事情在言语分析中也会发生。有人会进来谈论某一件事，然后也许下一个人进来也会谈论相同的事情，或者注意到墙上的一幅画，而上一个人可能也对这幅画做了一些评论。这是一个谜。人们只有体验过才会相信。

露西娅：沙盘游戏的设置是由物质的东西组成的：玩具和沙子，

房间和椅子。但是，神秘性……我原想说的是，神秘性是另一回事，但是它并不是另一回事。它包含更多，但它也把物品包含在内。

凯：它比物品处在更深层。

玛丽亚：它不仅仅是物品？它不仅仅是物质上的物品。它是蕴藏着心灵的物品，蕴藏着使用它们的人的内在体验的物品。

凯：在与治疗师的关系当中。

玛丽亚：它是整体的联结。它是你与沙具的联结，同时也是你与所有其他使用沙具的沙盘游戏者的联结。所以它是物质上的沙具，加上来自沙盘游戏治疗师和沙盘游戏者的所有其他心灵能量。

露西娅：而且它是特定的。它是特定事物的混合。当我尝试着用另外一个人的全套沙具来跟一位来访者一起工作时，我发现我很难做工作。另一个治疗师的沙具、沙子和房间可能是非常漂亮的，但不知何故——

凯：你与那些能量之间的联结还不够。

玛丽亚：对你而言，没有神秘性！

露西娅：在这一世界有什么？什么是精气（*numen*）？

玛丽亚：精气就是精神，或神圣力量，而元气（*pneuma*）——

凯：来自呼吸。

露西娅：它就是生命。那不就是生命的精神吗？

玛丽亚：精神，呼吸——生命的气息。

露西娅：生命。上帝吹入亚当的鼻子当中的就是生命。

凯：在泥土当中——泥土做的亚当。

玛丽亚：充满了精神或神圣力量的物质。这个沙具有了精神！

露西娅：它是有了精神！

玛丽亚：啊哈！我们说到点子上了。很好。但是我们不必使它带有宗教色彩，我们可以把亚当的《圣经》故事当作一种神话。但是这种联结是与精神之间的联结，宗教与精神是联结在一起的，上帝是精神的一部分。

露西娅：自太始之初——有火焰和闪电之时始，就有了伟大的精神。

凯： 在所有文化当中。

玛丽亚： 土著民族认为物品蕴含着生命。

凯： 有精神存在这一观念有助于人们解释死亡和诞生的奥秘。而且每种文化都有被假定有着相同的基本原型——但是他们也有自己的文化和与家人一起的体验。

露西娅： 因此，我们所说的是，从一开始，似乎人类已经对某种充满活力的、活跃的能量有所觉察。所以我们所探讨的是神秘，或者上帝、精神、自性——

玛丽亚： 充满活力的精神或心灵或灵魂。

凯： 使用言语的麻烦是你失去了一些意蕴。它是不能言传的。

玛丽亚： 我们在尝试把一些不可言说的东西表述出来，因此我们会有很多可以交替使用的词语，这没关系——因为我们在游戏。言语只是一些手指，指向月亮的手指。因为我们有三个人，我们会有很多的手指。不管"它"是什么，但都**不是**指着月亮的手指。

凯： 当然，使用言语是很难表述的，但是我们试图把它们组织起来，以此来传达我们关于神秘和灵性的一些体验，因为我们认为这是有价值的。

露西娅： 但是，我们刚刚不是说，有一个谜一般的地方——体验——言语是难以触及的，有时甚至会毁坏它？

凯： 是的。

露西娅： 因此我们继续使用"谜"这个词，因为在最后的分析中，我们不知道**它**是什么。

玛丽亚： 它是一个谜。它是一个谜，如果我们能知晓**它**是什么，**它**将不是一个谜。

露西娅： 它是费解的。

玛丽亚： 对。它就在那里。它是精神。它是神秘的。它是一个谜。

露西娅： 但它是充满活力的。当沙子里有某种联结的时候，我会感觉好很多。有时候，如果没有做沙盘，只是谈话，我会感到有点困惑不安。但是，如果沙盘游戏者做了一个沙盘，我就会体验到自性的运动——神秘事物或其他事物的运动——

凯：自性的能量。

露西娅：我正在想现在正在上演的一些电视节目。它们真的令我无比惊讶——所有这些恶魔之类的东西和巫婆，所有东西都在电视里上演。如果我们在谈论上帝，它们可真是非常奇怪的组合。但最近，我感觉好多了。在最近的一些魔术表演电视节目中，会有一个魔术的程式或者是召唤力量的东西。必须有召唤的程式。黑暗力量和光明力量都有出现的意图。在做沙盘游戏的时候，如果我们必须有一个意图，那就是召唤那充满活力的、神秘的能量。

凯：［摇响了一个小小的藏传佛教的铃铛］

露西娅：那就是——召唤！看，那就是佛教徒拥有的东西——一个意图。

凯：没有言语。

露西娅：对的。现在，作为沙盘游戏治疗师，我必须与这种能量或这种意图建立联系。这是一个召唤。我认为我们在没有意识觉察的情况下在召唤。

玛丽亚：再一次，你不得不说，并不是只有我们在召唤，沙具也在召唤。沙盘室在召唤。整个关系在召唤。我们关于召唤的体验在召唤。

露西娅：但是，如果我们不在自己的心灵中抱持那一切，沙具可能不会召唤。

玛丽亚：是的，它们不会召唤。

露西娅：我也认为不会。而沙子肯定也不会召唤。它只是一箱沙子而已。

凯：就像按下了一个按钮，在沟通中打开了一些东西。

露西娅：它们只是一些材料做成的沙具，除非治疗师的心灵在召唤上帝，召唤那一充满活力的神秘能量。其他的文化中会有仪式或会认可这一召唤。如果你成为神职人员，你就会被召唤。

凯：荣格学派的心理分析师曾经总是谈论这一点。当我第一次成为荣格学派心理分析师时，我参加了一次会议，他们都在问："那么，你是怎么接受召唤的？"

玛丽亚：我正在读荣格的《心理学和宗教》(*Psychology and Religion*) 一书，以便牢记那一召唤。荣格论及了神职人员和心理治疗师与心灵的现象产生联结，这就是生动的宗教体验。

露西娅：当我在做沙盘游戏方面的教学时，有人在看了一系列的沙盘，拥有了神秘的体验之后说："这正是我想要去做的。我为什么想成为一名治疗师？我知道有一些东西我想与之产生联结，但是没有人告诉我这是什么，以前从来没有人谈论过。但是我知道它就在这里。"看到没有？这就是召唤，这就是我喜欢教学的原因，因为我在学生们的内心召唤了这一神秘体验。

凯：那些因压力或痛苦而备受折磨的人，其内在有某些东西，知道他们需要什么。心灵会设法获取它所需要的一切。心灵必须知道。你去治疗师那里不会只是为了获得沙盘游戏的体验，我不认为你会如此，除非你内在有什么东西在指引你。

玛丽亚：召唤。

露西娅：那么，是什么在召唤？但是为什么有些人会对沙盘游戏做出回应，而有些人不会呢？那么当精神不发生运动的时候，会发生什么呢？

凯：我们所有人都会痛苦。我们所有人都有问题，但是有一些问题我们可以通过其他途径来解决，不那么昂贵的途径。但是如果那样做不能解决问题，那么痛苦就会更深，并会发生一些事情，而心灵就会出面并且说："看吧，对此你必须采取一些措施了。"

露西娅：我想知道的是，这是不是与恐惧相关。如果你放手，如果你进入这个地方，你的整个世界将会改变。

凯：因此这是未知的。

露西娅：而我不希望它改变。

凯：即使我感到痛苦。

露西娅：改变比我所体验到的痛苦更可怕。所以也许这就是对自性产生恐惧的原因，因为自性会要求改变。它会给你带来改变。

凯：而你不能回头。

露西娅：是的，你不能回头。我曾经尝试过。

凯：如果你穿过大门，然后继续前行，就会出现崭新的一切。如果你有你的治疗师与你一起，那么它就不会那么可怕。你可以做到。然后你会发现，这感觉很好。于是你可以通过另一道门。

玛丽亚：在沙盘游戏中，我们被教导说，自性的体验和神秘的体验是沙盘游戏的重要组成部分。我记得凯曾这样说过："人们遭受着苦难，但是如果他们有自性的体验或者是有神秘的体验，那么苦难就是必不可少的，可以改变他们的生活。当我们遭受苦难的时候，神秘的体验能让我们有坚持下去的勇气。"在那个时刻，我自己就身处这样一个黑暗的地方，我很高兴你那样说。你提醒了我。你帮助我记住了。所以谢谢你，凯。

凯：可不是吗，亲爱的！

玛丽亚：为了穿越灵魂的暗夜，我们需要与神秘——精神保持联结，以便继续前行。沙盘游戏和沙盘游戏治疗师保持着这一空间，并为我们保持着开放的可能性。

露西娅：我一直想知道荣格家的大门上写着什么："无论召唤与否……"

凯：当然，它是拉丁文。翻译过来是："无论召唤与否，上帝无处不在。"

玛丽亚：所以做沙盘游戏是把我们与无处不在的上帝联结在一起。

凯：这会令人如释重负。

第三十章 玛丽亚·埃伦·基亚亚论神秘

> 但是，面对着魔或激烈的情绪，理性被废止；神秘原型有时会被证明是更强大的，因为它对于至关重要的需要而言更具吸引力……我们知道，原型能够以粉碎一切的力量闯入个人的生活以及一个国家的生活。因此，它被称为"上帝"，就不足为奇了。
>
> （Jung，1963，par. 787）

荣格把原型的体验描述为一种神秘体验，在沙盘游戏中，我们作为沙盘游戏治疗师，在共同移情中拥有一个开放的空间，在那里有可能与心灵的现象相联结，其中包括"神秘原型"的体验。正如荣格所述，心灵的现象是一种超越意识和理性认识的体验，在其中，意识失去了支配地位。

在沙盘游戏当中，沙盘游戏者受到沙子、水和沙具的召唤，并对这一召唤做出回应，但不是通过理性的反应，如思考和理解，而是通过由沙子、水和沙具激活的内心感受和反应来回应。在沙盘游戏者和沙子、水及沙具之间，开始发生共鸣。沙盘游戏者被召唤而采取行动，去挑选沙具或推动沙子，从而创造一幅沙画。在做沙盘时，沙盘游戏者可能会有一种圣秘（*numinosum*）体验，"一种独立于主体的意志之外的体验"（Jung，1969a，par. 6）。荣格指出，外在于个体的某些事物会引发这种圣秘体验。

进入沙盘游戏室，看到那些因沙盘游戏而被一次又一次地使用的沙子、水和沙具，可能会感觉进入了一个阈限的空间，它是日常的现实和灵性的现实之间的一个门槛。这种外在的阈限空间的体验可能会召唤沙盘游戏者，并被感知为是独立于其意志和控制之外的。

荣格继续指出："圣秘要么是一种属于一个可见的物体的特质，要么是一种无形的、能够使意识发生奇特变化的在场的影响。"（Jung，1969a，par.6）正如在"神秘三部曲"中所讨论的，单个的沙具和/或沙盘，或沙盘游戏室的阈限空间，可能被感受为是神秘的，于是有可能会发生荣格所描述的意识的改变。我一直认为，当一个沙盘游戏者创造沙盘时，他通常会进入一种改变的意识状态，因为他可以进入无意识，获得表达无意识的所有可能性。沙盘游戏者被超越其个人意志和控制的某些事物所触动，而当我体验到沙盘中涌现的事物时，我也受到了触动。我们两个人的意识都被这种无意识的体验所改变，因为未被认识的事物已经涌现，正在被沙盘游戏者和治疗师看到。

"神秘"的一个定义是充满了神性的在场感：圣洁。创造沙盘的沙盘游戏者进入一个谜一般不可知的领域，这可能是一种生动的宗教或神圣的体验。会让人充满一种不可言喻的敬畏，因为人们感受到了奇妙、魔力和精神，也知道了有比自己更大的事物的存在。对光的感受可能会改变，放射并反射出强有力的、整体的美丽和深度。

然而，有一些人会害怕顺从于这种体验，担心被强烈的情感所笼罩，变得不知所措，受到惊吓。他们对于神秘事物可能会有一种"神圣的畏惧"（holy dread），荣格从鲁道夫·奥托那里借用了这个词语（Jung，1969a，par.222）。荣格认为：

> 文明人的"神圣的畏惧"与原始人的敬畏虽有不同，但差距并不大，在场且在谜团当中如此活跃的上帝，对两者而言都是一个谜团。

（Jung，1969a，par.375）

因此，沙盘游戏会令人恐惧、令人不知所措，而已经体验了这一过程的治疗师平静地、共情地在场，是必不可少的。

沙盘游戏者和治疗师会产生许多的情感。当一个人内心充满了恐惧和厌恶时，面对这些强大的情绪，自我可能会感到渺小、微不足道。在沙盘游戏中，上帝会以猛烈的意象出现，如受难的耶稣或被钉在十字架上的耶稣、女巫、巨蛇、恶鲨，或者是来自地狱的猛犬。或者当呈现出安静、信任、平静、安宁、完整或者敬畏之氛围时，上帝可能会出现，这时会有一种被比自己更大的事物抱持的体验。在这种情况下，会使用如圣母玛利亚、佛陀、圣人、众神和女神以及来自不同宗教的神灵等沙具。上帝的意象也可以用石头、贝壳或浮木等物体创造出来，形成一个图案（图30.1），或者在沙子里塑造的形状可以反映出上帝的本质——上帝是大地的一部分（图30.2）。荣格指出：

> 上帝意象具有……非凡的神秘性。这些意象具有如此巨大的效力（mana，魔力），以至于它们不仅给人一种指向上帝的感觉，而且让人相信它们实际上在把这种感觉当作一种事实来表达和确立……事实上，除了借助自发产生的意象之外，是不可能向自己证明上帝的真实性的……必须记住的是，这些意象……不同于其超验对象的心灵过程；它们并未设想它，只是指向它。

（Jung，1969a，par. 358）

荣格将自性化描述为一个心灵的过程，在这一过程中真实的本性超越了意识。在创造的沙盘中，可以看到并体验到自性化的神秘特性。在沙盘游戏当中，通过自发产生的意象，上帝被看见，上帝在场。

沙盘游戏三部曲：意象、关系与神秘

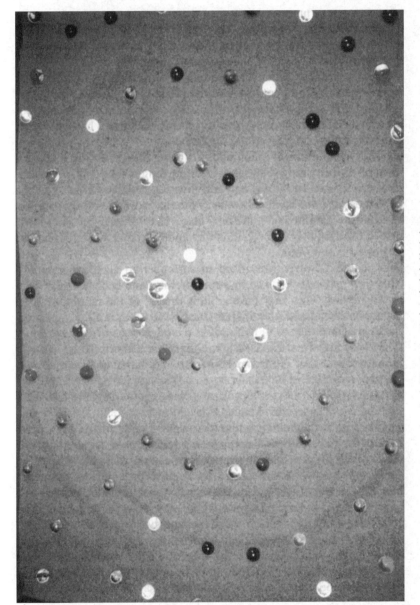

图 30. 1　反映上帝意象的沙盘

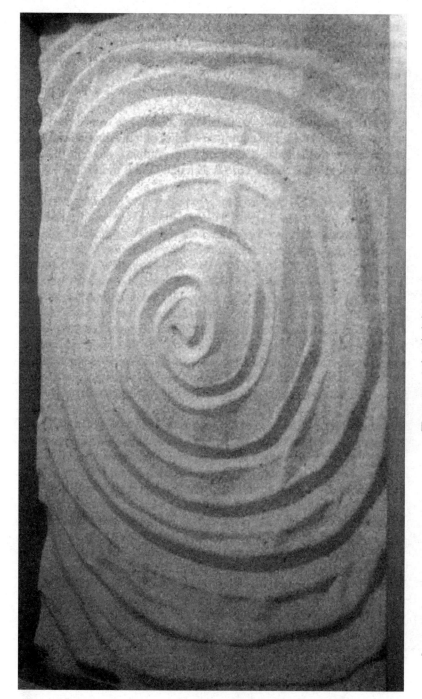

图 30. 2 反映上帝意象的沙盘

第三十一章 凯·布莱德温论神秘

20 世纪 20 年代，鲁道夫·奥托在心理学领域的著作中引入了"神秘"（numinous）一词。莱昂内尔·科比特（Lionel Corbett）后来写道，奥托创造了这个词，他把拉丁词 *numen*（意为神）与动词 *nuere*（意思是点头或招手）结合在一起，表示神的赞同（Otto，1958，pp. 6 - 7；Corbett，1996，p. 11）。"神秘"这一概念被证明是很难谈论或用文字来论证的，因为正如已说过上千次的那样，它是无法用言辞来描述的。在试图找到一个词来识别神秘体验的时候，我们会说神秘、未知、奇迹、本质，或与自性、神圣、灵性的联结。

荣格的一些概念，如共时性、原型、普遍的无意识，有助于进一步认识和理解神秘和灵性。意识与普遍的无意识之间的联结可以提供人与人之间心理上的心灵感应或神秘联结。

范斯坦（David Feinstein）提出了"微妙能量"（subtle energy）这一概念，它可能是理解在神秘和灵性体验中所发生的事情的关键。他指出，在许多文化中都有一个名称或概念"来描述那些不能直接通过感官来体验但被认为会影响人们的生活的能量或场"，他所指的是认识到这种体验的普遍性。这些名称包括：使用针灸的国家称之为"气"，日本称之为"気"，印度称之为"普拉那"（*prana*，生命能量），苏菲派称之为"哈拉卡"（*haraka*），拉科塔苏族（Lakota Sioux）传统称之为"唤醒"，刚果东北部森林的俾格米文化称之为"孟河"（*menghe*），犹太教卡巴拉主义传统称之为"基石"（*yesod*）（Feinstein，2003，p. 21）。

范斯坦认为"微妙能量也可能被证明是身体中的生命与自然的原型或精神领域之间的联系"（Feinstein，2003，p. 35）。

在沙盘游戏疗法当中，对体验进行命名的需要被避开了。言语交流被共同观看视觉意象所取代，避免了对名称的需求。沙盘游戏不仅为神秘/灵性提供了空间，使其得以发生并发展，它还提供了来访者和治疗师同时观看和体验的空间。在完整的过程中，无论来访者的宗教信仰如何，我们都能清晰地看到其中与灵性的接触。乔尔·赖斯-梅纽因（Joel Ryce-Menuhin）写道："许多不可知论者和无神论者通过沙盘游戏发现了无意识释放的整合性的原型素材，这种素材能够在意识层面上使他们与自己心灵中的上帝意象相接触。"（Ryce-Menuhin，1992，p. 104）

在回顾与我一起工作的沙盘游戏者的过程时，我发现大多数人已经在他们的过程中积极地体验到了灵性。这一体验以多种不同的方式而发生。一些来访者来做沙盘游戏是希望与灵性产生联结，他们有意识地在沙盘中寻求与灵性的联结。其他的来访者则受到其心灵的指引而接触灵性，尽管他们有意识地试图避开灵性的意象。下面是几个例子。

在初始沙盘里，罗达用装在银盘子上的玻璃球的形式呈现了灵性，正如她所说，"守护灵性的强大力量"。她解释说，灵性一直在她身边，但她已经失去了与它的联系。她当时与婴儿期的女儿相处遇到了问题，而她的女儿成了她体验作为一位母亲的生命灵性的源泉。在她的沙盘游戏过程中，通过处理与女儿相处的问题，她重新与灵性产生了联结。

黛比一开始就声明她讨厌使用基督教的意象。在第一次做沙盘快要结束的时候，她把一个圣母玛利亚放进沙盘，并且说："我对基督教的象征有所疑虑，但不知怎的，有什么东西让我把它放进去。"黛比做沙盘游戏是为自己的死亡做准备，她的医生告诉她两年之内她会去世。她知道沙盘游戏可以帮助她度过这个命中注定的时期。在大多数沙盘中，她与灵性的联结以某种形式持续存在。就好像在这个关键时刻，她的心灵或她的自性，指导了她如何摆沙盘，以至于她不仅接受了灵性，而且最终拥抱了灵性。在她的最后一个沙盘里，她着重突出了圣母玛利亚，让她站在一弯新月之上。这似乎给了她所需的灵性力量来迎接她那不可避免的死亡。她平静、没有痛苦地离世了。

艾美一直没有宗教信仰，据她说，自从她的母亲在她小时候拿宗教来"威胁"她以来。在她的初始沙盘里，在她似乎已经完成后，她随便扔了几块石头在左下方。后来我意识到，就像原始的宗教和基督教中的石头一样，这些石头一定表征了神的意象。我开始相信，以这种方式，它们表征了不受欢迎的和部分被压抑和否认的需要，即活出她自己更为灵性的部分的需要。在我们回顾沙盘时，艾美回忆说，在摆了这个场景一个月之后，她参加了一个巴赫音乐节，这表征着她开始追寻，以找到与教堂之间重续的联结。在她摆的最后一个场景中，初始沙盘中被随意扔进去的一块石头，被放在了沙盘底部中心的位置。在我们回顾沙盘时，她回忆说，在摆完这个最后的场景一个月之后，她第一次参与了复活节礼拜——由于受到母亲的"威胁"，她自孩提时起就摒弃一切宗教体验。

在艾达的沙盘游戏过程中，在长达数月的时间内，她一直重复刻画一个"神圣池塘"。这最终把她从黑暗中解救出来，达到心灵的治愈。在一次面谈中，她摆的场景是离开"神圣池塘"。但离开还为时过早，她在接下来的几次面谈中又回到了"神圣池塘"。她似乎需要这种神圣为她提供长期而安全的保护，这样她才能处理她曾经经历过的与之前破坏性的宗教体验有关的创伤。

伊尔萨（Ilsa）被她的分析师转介给我来做沙盘游戏，作为一种可能会更深入的方法，沙盘游戏能够把她与一些充满活力的灵性空间联结起来，以帮助她恢复日渐减少的能量。我已经发现，在能量减少和抑郁的案例中，与灵性之间的联结或重新联结，正是他们所需要的。在伊尔萨的初始沙盘里，她呈现了几个触及她无意识深层的迹象：宇宙之蛋，一棵银色的树，她称之为"珠宝"的彩色玻璃球。在她的第二个沙盘中，有证据表明她进一步下沉了。这个沙盘最重要的主题包括带来保护的地藏菩萨和一个俯瞰整个场景的中美洲的神。与和罗达一起工作一样，母亲是灵性旅程显著而必要的陪伴。在她的第三个沙盘中，她先放入一个母子联合体的意象，之后才用串珠蛇来表征灵性的事物。在她的第四个沙盘里，自性显现出来了：一棵位于正中心的松树从一个圆形的贝壳中冒出来，地藏菩萨和一匹白色的充满灵性的马在观看。之前被埋葬的珍宝现在已经一览无遗。在对沙盘进行回顾时，把伊尔萨转介给我的分析师也出席了，当在屏幕上看到这个场景时，那位分析师静静地评论道："这让我浑身上下都起了鸡皮疙瘩。"这是关于自性沙盘的神秘性的值得信赖的证据。

　　厄休拉（Ursula）在十五年的时间里，只做了十个沙盘。在做了一个可以体验为自性沙盘的沙盘之后，她呈现了与灵性的联结。厄休拉有一个惩罚性的阿尼姆斯，她持续不休地批判自己所做的一切——她挑选的地毯、举办的宴会、写的诗歌（我觉得很好），但最主要的是批判自己把领养的孩子抚养成人。只有在我不再指出她的成功之后——我这样做是试图抵消她的消极情绪——她，或者说她的内在指引，才帮助她离开了这一消极的地方。她在沙盘中做了这样一个场景：一个沙具，代表她自己，被禁止进入圣殿。她还放了一个女性人物的沙具——正以慈悲的目光看着这一切，却没有尝试帮忙（治疗师?）。在做下一个场景时，厄休拉呈现的是代表她自己的沙具正在进入圣殿。后来，在我们对她完成的沙盘游戏过程进行回顾时，她报告说她放了两名监护人来保护她，这样她才能安全地前往圣殿。她报告说，做完这个沙盘之后，她感觉放松了。她说，她已经进入所有的圣殿，圣殿都属于她。她真正获得了与灵性、神秘、神圣和自性的接触——那一事物拥有许多的名称，同时也没有名称。

沙盘游戏三部曲：意象、关系与神秘

第三十二章　露西娅·钱伯斯论神秘

无论召唤与否，上帝无处不在。

(*Vocatus atque non vocatus deus aderit.*)

荣格经常被问及在他家门口的石头上雕刻的拉丁文铭文。它被翻译为"无论召唤与否，上帝无处不在"（Jung，1977，p. 453）。当被问到这个问题时，他解释说，他"想要表达这一事实，即我总是感到不安全，似乎在我面前，有更崇高的可能性在场"（p. 258）。他说这表达了他一生所体验到的真相。他说："宗教现象到处都会遇到，不管它们是不是有意为之。"（p. 453）荣格在1945年的一封信中写道：

> 我工作的主要兴趣不在于治疗神经症，而在于怎么处理神秘事物。但实际上，处理神秘事物才是真正的治疗，由于你获得了神秘的体验，你就从病理学的诅咒中解放出来了。

> (Jung，1973，p. 377)

"神秘"一词是荣格从鲁道夫·奥托的著作中借用而来的，用来指代"圣洁的本质，或宗教体验的本质——面对一种无法表达的、超越所有人类生灵的**神秘之时**"（Jung，1977，p. 453）。除了痛苦、创伤、绝望和愤怒这些折磨全人类的个人生活体验之外，还有着更大的意识或更大的现实。这更大的能量不能被管理、指挥或控制，因为它直接从我们的无意识中开辟道路。它具有一种意向性，把我们断裂的整体的点滴碎片收集起来，并把它们变成一个统一的实体。当发生这种情况时，我们会体验到圣秘，即神圣的奥秘。科比特称之为"自性之化身"（incarnation of Self；Corbett，1996，p. 133）。卡尔夫称之

·

为"自性的显现"（Kalff，1980，p. 29）。荣格说，它提供了"一种体验的特质，与通常被视为宗教领域的体验是同义的"（Corbett，1996，p. 9）。希尔曼说："深度心理学与宗教是完全相关的，因为它是关于灵魂的心理学……如果没有宗教，心理学也无用武之地，因为在我们所做的一切当中，总是有一个上帝在其中。"（Hillman，1976，p. 228）

许多宗教实践和仪式都与召唤圣秘的体验有关。祈祷、冥想、典礼、咒语、香熏、音乐，有时候还有痛苦的身体姿势等，都是我们在努力召唤神圣的体验。有时候我们被赋予这样的体验，有时候不会。那一选择不是由我们有意识的自己所决定的。那就是有神秘，有神圣的奥秘的原因。

我们在做沙盘游戏的时候，也在尝试着通过提供一个空间，一个自由而受保护的空间，来唤起"他者"维度的体验。也许我们相信，如果我们建立了一个场，一个没有限制、期望和理性的场，它就会到来。沙盘游戏治疗师抱持一个开放的空间，由他们自己与神秘的体验来维持；而来访者则拥有极大的勇气，由治疗师稳定的在场来维持，朝着未知的方向前进。有时候会出现神秘的体验，有时候则没有！但是当上帝的意象确实来临，或者自性显现出来时，来访者和治疗师都从根本上发生了改变。

只有通过我们的体验，我们才能够直面这个他者的现实——不是通过智力，而是在发自肺腑的水平。这里有一个情感的强度。我们可以感受到一股平静安宁的暖流、一种油然而生的敬畏、一股欢乐的热潮、眼泪夺眶而出或身不由己的颤抖，或者一种时光停止的感觉。有一种能量出现，将来访者和治疗师一起朝着整体的方向推动，而整体即生命的本质。生活于是具有了一种意义和重要性，那是之前从未有过的。一种神秘的体验永远改变了我们，以我们无法理解和控制的方式改变了我们。我们被"袭取了"（seized；Corbett，1996，p. 17）。

正如希尔曼（Hillman，1976）所认为的，每个人与生俱来都带有一个召唤。这一召唤有时被忽视、被遗忘，也不被理解。但它拥有你，它会声称对你的权利。它不会离你而去。

如果我们忘记了我们被更大的力量所掌控，我们的自我便会开始

沙盘游戏三部曲：意象、关系与神秘

声称有能力控制和操纵这一神秘事物，我们被狂妄自大所占据，那是一种精神的膨胀。那么不可避免将会发生的是，我们被贬低，正如伊卡洛斯贬低太阳的力量时，他坠落在地，摔得粉碎，我们的自我也会崩溃，因为我们植根于苦难。

　　所有的宗教神话都认识到，创造涌现自未经分化的基础——黑暗物质或**母体**（mater）。莲花出淤泥而不染，金凤凰自灰烬中涅槃，基督从黑暗的坟墓中现身。伟大的哥特式大教堂，高耸入云，令人难以置信，然而在其大理石的地板下的地穴里，有着黑圣母的意象，还有那阴暗潮湿的古井，深深地渗入地下。创造灵魂或与自性重新结盟，总是涉及回归到原初物质，因此对自我而言总是一场失败，并增强对苦难的体验。自我必须被分解和粉碎，因为它变得过于集中和受束缚。想象力枯竭，生活的意义变得狭隘或不存在。自我会挣扎着为自己辩护。将会出现大量的否认式投射，也许会出现临床上的抑郁症状。可能会使用药物来缓解心理痛苦，而这一心理痛苦是众神要求他们应有的地位时所带来的。在防御改变的防线上，一旦出现漏洞，自性经常就会从另一个地方突围而出，多次从在我们建立起我们最高和最强的保护的地方：阻止众神的要求进入。自性要求进入，我们的阻抗成为我们的痛苦。个人的痛苦通常带有神性的一面。当我们承认我们所经历的痛苦不是随意的，而实际上是一种召唤，召唤我们走向更大维度的现实的时候，我们可以减少与痛苦认同、使自己病态化、让自己"生病"的倾向。我们在意识上有机会认识到，我们所体验的是人类灵魂与自身重逢的渴望。也许我们可以屈服并加入这一追寻。

　　对我们来说，决定性的问题是："我们是否与无限的事物相关联？"我认为，这是我们所做的工作的明确基础。

（Ulanov，1999，p. 159）

参考文献

Abram, D. (1996) *The Spell of the Sensuous*, New York: Vintage Books.

Abrams, J. and Zeig, C. (eds) (1991) *Meeting the Shadow*, New York: St Martin's Press.

Allan, J. (1988) *Inscapes of the Child's World*, Dallas, TX: Spring Publications.

Bair, D. (2003) *Jung, a Biography*, Boston, MA: Little, Brown & Company.

Balint, M. (1999) *The Basic Fault: Therapeutic Aspects of Regression*, London: Routledge.

Barnhart, C.L. (ed.) (1947) *American College Dictionary*, Toronto: Random House.

Baum, L.F. (1956) *The Wizard of Oz*, New York: Del Rey Books/Ballantine Books; first published 1900.

Beebe, J. (1992) *Integrity in Depth*, College Station, TX: A&M University Press.

—— (2003) "What is the Self?", a talk by John Beebe, Analytical Psychology Club of San Francisco.

Berry, P. (ed.) (1990) *Fathers and Mothers*, Dallas, TX: Spring Publications.

Bradway, K. (1982) *Villa of Mysteries: Pompeii Initiation Rites of Women*, San Francisco, CA: The C.G. Jung Institute of San Francisco.

—— (2001) "What is sandplay and how does it work?", Presentation Division 39 of Psychoanalysis of the American Psychological Association, 21st Annual Spring Meeting, Santa Fe, NM.

—— (2004) "Purposeful imaging," *Journal of Sandplay Therapy*, **13**, 2: 6–9.

Bradway, K. and Feldman, B. (2002) "Child analysis using Kalff and Fordham," *Journal of Sandplay Therapy*, **11**, 1: 43–49.

Bradway, K. and McCoard, B. (1997) *Sandplay – Silent Workshop of the Psyche*, New York: Routledge.

Buber, M. (1958) *I and Thou*, New York: Charles Scribner & Sons.

Cameron, S. (2001) "Recognizing the appearance of the Self in sandplay therapy," Dissertation, The California School of Professional Psychology at Alameda.

Chambers, L. (1990) "The inturning spiral: The path to the healing of the feminine," *Northern California Sandplay Society Newsletter*, fall.

Chiaia, M.E. (1995) "A modern day rite," *Journal of Sandplay Therapy*, **4**, 2: 75–88.

—— (1996) "The seed of life: Birth of a woman and a child," *Journal of Sandplay Therapy*, **5**, 2: 88–111.

—— (1997) *Imagination in Dialogue*, Ann Arbor, MI: UMI Dissertation Services.

Chiaia, M. and Grand, I.J. (2002) "On not killing the mystery: Imagination in sandplay research," *In the Hands of Creation: Sandplay Images of Birth and Rebirth*, eds Baum, N. and Weinberg, B., Toronto: Muki Baum Association.

Cirlot, J.E. (1982) *A Dictionary of Symbols*, New York: Philosophical Library.

Cooper, J.C. (1988) *An Illustrated Encyclopedia of Traditional Symbols*, London: Thames & Hudson.

Corbett, L. (1996) *The Religious Function of the Psyche*, New York and London: Routledge.

Crichton, M. (1990) *Jurassic Park*, New York: Ballantine Books.

Eliade, M. (1976) *Myths, Rites, Symbols*, Vol. 1, eds Doty, W.G. and Beanne, W.C., New York: Harper & Row.

Feinstein, D. (2003) "Subtle energy: Psychology's missing link," *Ions Noetic Sciences Review*, **64**: 18.

Fierz-David, L. (1988) *Women's Dionysian Initiation*, Dallas, TX: Spring Publications.

Fordham, M. (1970) *Children as Individuals: An Analytical Psychologist's Study of Child Development*, New York: C.P. Putnam's Sons.

Grand, I.J. (1999) *Collaboration and Creativity: An Interdisciplinary Study*, Ann Arbor, MI: UMI Dissertation Services.

Hall, J.A. (1983) *Jungian Dream Interpretation – A Handbook of Theory and Practice*, Toronto: Inner City Books.

Hedges, L. (1994) *Working the Organizing Experience: Transforming, Psychotic, Schizoid, and Autistic States*, Northvale, NJ: Jason Aronson.

Henderson, J.L. (1967) *Thresholds of Initiation*, Middletown, CT: Wesleyan University Press.

—— (1990) *Shadow and Self*, Wilmette, IL: Chiron Publications.

Hesse, H. (1976) *Demian*, Catchoque, NY: Buccaneer Publishers.

Hillman, J. (1972) *The Myth of Analysis*, Evanston, IL: Northwestern University Press.

—— (1976) *Re-visioning Psychology*, New York: Harper & Row.

Jacoby, M. (1999) *Jungian Psychotherapy and Contemporary Infant Research: Basic Patterns of Emotional Exchange*, London and New York: Routledge.

Jaffe, A. (1972) *From the Life and Work of C.G. Jung*, translated by R.F.C. Hull, London: Hodder & Stoughton.

Johnson, B. (1988) *Lady of the Beasts*, New York: Harper & Row.

Jones, R. (1937) *Christian Faith and Practice in the Experience of Friends*, London: Yearly Meeting Publication.

Jung, C.G. (1933) *Modern Man in Search of a Soul*, Florida: Harcourt Brace & Co.

—— (1953) *Two Essays on Analytical Psychology, Collected Works*, 7, New York: Bollingen Foundation.

—— (1959) *AION: Researches into the Phenomenology of the Self, Collected Works*, 9, Part 2, 2nd edn, Princeton, NJ: Princeton University Press.

—— (1960) *Answer to Job*, Cleveland, OH: World Publishing.

—— (1963) *Mysterium Coniunctionis, Collected Works*, 14, Princeton, NJ: Princeton University Press.

—— (1966a) *Two Essays on Analytical Psychology, Collected Works*, 7, Princeton, NJ: Princeton University Press.

—— (1966b) *The Spirit in Man, Art, and Literature, Collected Works*, 15, Princeton, NJ: Princeton University Press.

—— (1966c) *The Practice of Psychotherapy, Collected Works*, 16, Princeton, NJ: Princeton University Press.

—— (1966d) *Psychology of the Transference, Collected Works*, 16, Princeton, NJ: Princeton University Press.

沙盘游戏三部曲：意象、关系与神秘

—— (1968a) *Psychology and Alchemy, Collected Works*, 12, Princeton, NJ: Princeton University Press.

—— (1968b) *The Archetypes and the Collective Unconscious, Collected Works*, 9, Part 1, Princeton, NJ: Princeton University Press.

—— (1968c) *Alchemical Studies, Collected Works*, 13, Princeton, NJ: Princeton University Press.

—— (1969a) *Psychology and Religion: West and East, Collected Works*, 11, 2nd edn, Princeton, NJ: Princeton University Press.

—— (1969b) *The Structure and Dynamics of the Psyche, Collected Works*, 8, Princeton, NJ: Princeton University Press.

—— (1969c) *Psychological Factors in Human Behaviour, Collected Works*, 8, Princeton, NJ: Princeton University Press.

—— (1970) *Psychological Reflections*, eds Jacobi, J. and Hull, R.F.C., Princeton, NJ: Princeton University Press.

—— (1973) *Letters*, Vol. 1, eds Adler, G. and Jaffe, A., Princeton, NJ: Princeton University Press.

—— (1977) *C.G. Jung Speaking*, McGuire & Hall (eds), Princeton, NJ: Princeton University Press.

—— (1979) *Word and Image*, ed. Jaffe, A., Princeton, NJ: Princeton University Press.

Jung, C.G. and Kerenyi, C. (1973) *Essays on the Science of Mythology*, Princeton, NJ: Bollingen Series/Princeton University Press.

Kalff, D.M. (1980) *Sandplay, a Psychotherapeutic Approach to the Psyche*, Santa Monica, CA: Sigo Press.

—— (2003) *Sandplay, a Psychotherapeutic Approach to the Psyche*, new edn, Cloverdale, CA: Temenos Press.

Kalsched, D. (1996) *The Inner World of Trauma: Archetypal Defenses of the Personal Spirit*, New York: Routledge.

Kawai, H. (1996) *Buddhism and the Art of Psychotherapy*, College Station, TX: A&M University Press.

Kirsch, T. (2000) *The Jungians – A Comparative and Historical Perspective*, London: Routledge.

Kohut, H. (1993) *The Restoration of the Self*, Madison, CT: International Universities Press.

Lewis, T., Amini, F., and Lannon, R. (2001) *A General Theory of Love*, New York: Vintage Books.

Lowenfeld, M. (1979) *The World Technique*, London: George Allen & Unwin.

Macdonald, D. (ed.) (1987) *The Encyclopedia of Mammals*, New York: Facts on File Publications.

McLean, A. (1991) *A Commentary on the Mutus Liber*, Grand Rapids, MI: Phanes Press.

Maier, M. (1989) *Atalanta Fugiens*, trans. & ed. Goodwin, J., Grand Rapids, MI: Phanes Press.

Milner, M. (1969) *The Hands of the Living God*, New York: International Universities Press.

Mitchell, R. and Friedman, H. (1994) *Sandplay: Past, Present and Future*, London: Routledge.

Mitchell, S. (1993) *Hope and Dread in Psychoanalysis*, New York: Basic Books/Harper Collins.

参
考
文
献

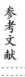

229

Moore, T. (1992) *Care of the Soul*, New York: Harper Collins.

Neumann, E. (1963) *The Great Mother, an Analysis of the Archetype*, Princeton, NJ: Princeton University Press.

—— (1964) *The Origins and History of Consciousness*, New York: Bollingen.

—— (1973) *The Child, Structure and Dynamics of the Nascent Personality*, New York: G.P. Putnam's Sons.

Otto, R. (1958) *The Idea of the Holy*, Oxford: Oxford University Press.

The Oxford Dictionary of 20th Century Quotations (1998) New York: Oxford University Press.

Peck, M.S. (1983) *People of the Lie*, New York: Simon & Schuster.

Pirsig, R.M. (1974) *Zen and the Art of Motorcycle Maintenance*, London: The Bodley Head.

Richards, M. (1962) *Centering in Pottery, Poetry and the Person*, Littletown, CT: Wesleyan University Press.

Rilke, R.M. (1962) *Sonnets to Orpheus*, trans. Herter, M.D., New York: W.W. Norton.

Rosen, D. (1996) *The Tao of Jung*, New York: Penguin Books.

Rumi (1995) *The Essential Rumi*, New York: Harper Collins Publishing.

Ryce-Menuhin, J. (1992) *Jungian Sandplay: The Wonderful Therapy*, London: Routledge.

St. Exupery, A. (1943) *The Little Prince*, trans. Woods, K., San Diego and New York: Harvest/Harcourt Brace & Co.

Samuels, A. (1985) *Jung and the Post-Jungians*, London: Routledge & Kegan Paul.

Schwartz-Salant, N. (1995a) *Jung on Alchemy*, Princeton, NJ: Princeton University Press.

—— (1995b) "On the interactive field in analysis," *The Interactive Field in Analysis*, Wilmette, IL: Chiron.

—— (1998) *The Mystery of Human Relationship*, New York: Routledge.

Signell, K. (1991) *Wisdom of the Heart*, New York: Bantam Books.

—— (1996) "Silence and sandplay," *Journal of Sandplay Therapy*, **5**, 2: 68–87.

Silverman, L. (1985) "Mommy and I are one," *American Psychologist*, **40**, Dec., 12, 1296–1308.

Stein, M. (1982) *Jungian Analysis*, La Salle, IL: Open Court.

—— (1995a) *Jungian Analysis*, 2nd edn, Chicago, IL: Open Court.

—— (1995b) *The Interactive Field in Analysis*, Wilmette, IL: Chiron.

Stern, D. (1985) *The Interpersonal World of the Infant: A View from Psychoanalysis and Developmental Psychology*, New York: Basic Books.

Stevenson, R.L. (1944) *A Child's Garden of Verses*, Special Edition, New York: Heritage Press.

Ulanov, A. (1999) *Religion and the Spiritual in Carl Jung*, Mahwah, NJ: Paulist Press.

von Franz, M.L. (1972) *On Dreams and Death*, Boston, MA: Shambhala.

Von Keyserlingk, L. (1992) *Verwurzelt in Zimmer der Mutter der Mutter*, Rieden: Conpress Medienproduktion.

Walker, B.G. (1983) *The Woman's Encyclopedia of Myths and Secrets*, San Francisco, CA: Harper & Row.

Weinrib, E.L. (1983) *Images of the Self: The Sandplay Therapy Process*, Boston, MA: Sigo Press.

Winnicott, D.W. (1965) *The Maturational Processes and the Facilitating Environment:*

沙盘游戏三部曲：意象、关系与神秘

Studies in the Theory of Emotional Development, Madison, CT: International
University Press.
—— (1986) *Playing and Reality*, London and New York: Tavistock Publications.
Wordsworth, W. (1943) *Wordsworth*, Cambridge: Penguin Books.
Young-Bruehl, W. and Bethelard, F. (2000) *Cherishment, a Psychology of the Heart*,
New York: The Free Press.
Young-Eisendrath, P. (1997) *Gender and Desire*, College Station, TX: A&M
University Press.

参
考
文
献

图书在版编目（CIP）数据

沙盘游戏三部曲：意象、关系与神秘／（美）凯·
布莱德温（Kay Bradway），（美）露西娅·钱伯斯
（Lucia Chambers），（美）玛丽亚·埃伦·基亚亚
（Maria Ellen Chiaia）著；张敏，范红霞译. -- 北京：
中国人民大学出版社，2022.2
（心灵花园·沙盘游戏与艺术心理治疗丛书／申荷
永主编）
书名原文：Sandplay in Three Voices：Images，
Relationships，the Numinous
ISBN 978-7-300-30086-3

Ⅰ.①沙… Ⅱ.①凯… ②露… ③玛… ④张… ⑤范
… Ⅲ.①游戏—精神疗法 Ⅳ.①R749.055

中国版本图书馆 CIP 数据核字（2022）第 008561 号

心灵花园·沙盘游戏与艺术心理治疗丛书
主编　申荷永
沙盘游戏三部曲：意象、关系与神秘
　　凯·布莱德温
［美］露西娅·钱伯斯　　　　　著
　　玛丽亚·埃伦·基亚亚
张　敏　范红霞　译
Shapan Youxi Sanbuqu：Yixiang、Guanxi yu Shenmi

出版发行	中国人民大学出版社			
社　　址	北京中关村大街 31 号		**邮政编码** 100080	
电　　话	010 - 62511242（总编室）		010 - 62511770（质管部）	
	010 - 82501766（邮购部）		010 - 62514148（门市部）	
	010 - 62515195（发行公司）		010 - 62515275（盗版举报）	
网　　址	http：//www.crup.com.cn			
经　　销	新华书店			
印　　刷	唐山玺诚印务有限公司			
规　　格	170 mm×240 mm　16 开本		**版　　次**	2022 年 2 月第 1 版
印　　张	15.75 插页 5		**印　　次**	2023 年 6 月第 2 次印刷
字　　数	213 000		**定　　价**	68.00 元